Nourish & Move!
Food and Activity Journal

ONE NEIGHBOR
PUBLISHING

Copyright ©2024 by Tyson Canty.

All rights reserved. This book is protected by the copyright laws of the United States of America. This book may not be copied or reprinted for commercial gain or profit.

Cover image of combined pictures of orange wedge, woman running, and background © Canva. All rights reserved.

Design by Studio 7

For information about special discounts for bulk purchases, please contact: oneneighborpublishing@gmail.com.

Introduction

Welcome to your journey towards a healthier you! This journal is designed to be your daily companion, helping you track your dietary habits, water intake, and exercise routines. By consistently using this journal, you will not only gain a clearer understanding of your physical activity and food intake but also foster habits that promote overall well-being.

How to Use This Journal

Daily Entries: Each day, take a few moments to record your meals, snacks, and exercise routines. Be honest and detailed in your entries, noting the time of day and types of exercises performed.

Set Goals: At the beginning of each day, set achievable health and fitness goals. Reflect on your progress daily and adjust your goals as needed to keep yourself motivated and challenged.

Reflect and Adjust: At the end of each week, review your entries to identify patterns in your habits. Are you meeting your nutritional needs? Are there days when you could have been more active? Use this insight to make informed adjustments to your routines.

Benefits of Using This Journal

Accountability: Keeping a daily record helps you stay accountable to your health goals, making you more mindful of your choices.

Motivation: Tracking your progress can be a powerful motivator. As you see your consistency paying off, you'll be encouraged to keep going.

Insight and Awareness: This journal helps you become more aware of your eating and exercise habits, providing a clearer picture of areas where you may need to make changes.

Personal Growth: Beyond physical health, this journal can help you develop discipline, perseverance, and a deeper understanding of what your body needs to thrive

Your journey to a healthier you begins now!

Journal Pages

Date: _____

Nourish Log

__:__ am/pm _____   __:__ am/pm _____

__:__ am/pm _____   __:__ am/pm _____

__:__ am/pm _____   __:__ am/pm _____

__:__ am/pm _____   __:__ am/pm _____

__:__ am/pm _____   __:__ am/pm _____

__:__ am/pm _____   __:__ am/pm _____

__:__ am/pm _____   __:__ am/pm _____

__:__ am/pm _____   __:__ am/pm _____

Move Tracker

Exercise	Time	Exercise	Time
Upper Body		Core	
Lower Body		Stretching	
Cardio		Other	

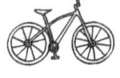
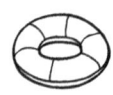
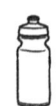

Exercise	Time	Exercise	Time
Upper Body		Core	
Lower Body		Stretching	
Cardio		Other	

P.M. A.M.

©2024 Tyson Canty

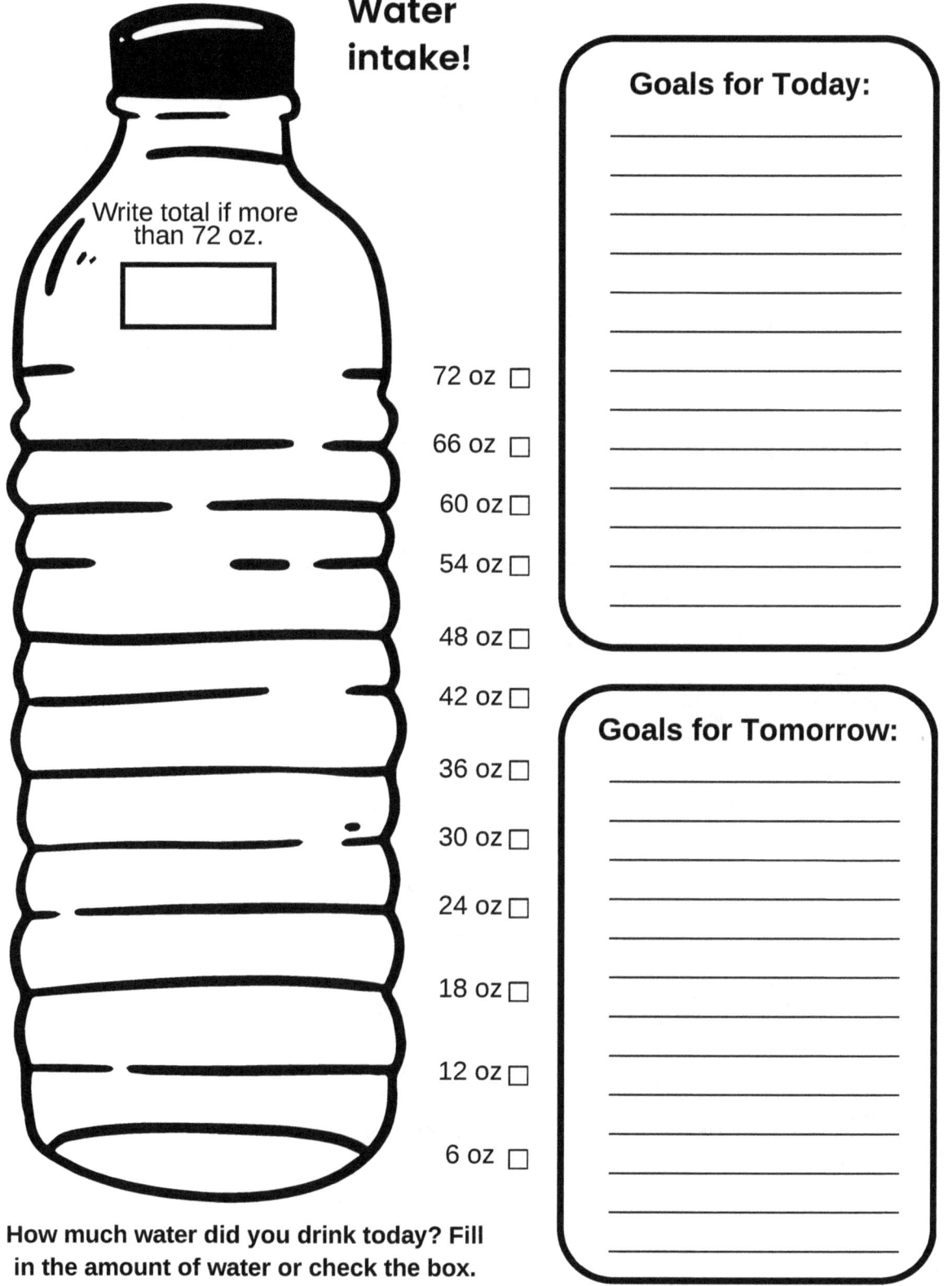

Date: _____

Nourish Log

__:__am/pm _____ __:__am/pm _____

__:__am/pm _____ __:__am/pm _____

__:__am/pm _____ __:__am/pm _____

__:__am/pm _____ __:__am/pm _____

__:__am/pm _____ __:__am/pm _____

__:__am/pm _____ __:__am/pm _____

__:__am/pm _____ __:__am/pm _____

__:__am/pm _____ __:__am/pm _____

Move Tracker

A.M.

	Exercise	Time	Exercise	Time
	Upper Body		Core	
	Lower Body		Stretching	
	Cardio		Other	

P.M.

	Exercise	Time	Exercise	Time
	Upper Body		Core	
	Lower Body		Stretching	
	Cardio		Other	

©2024 Tyson Canty

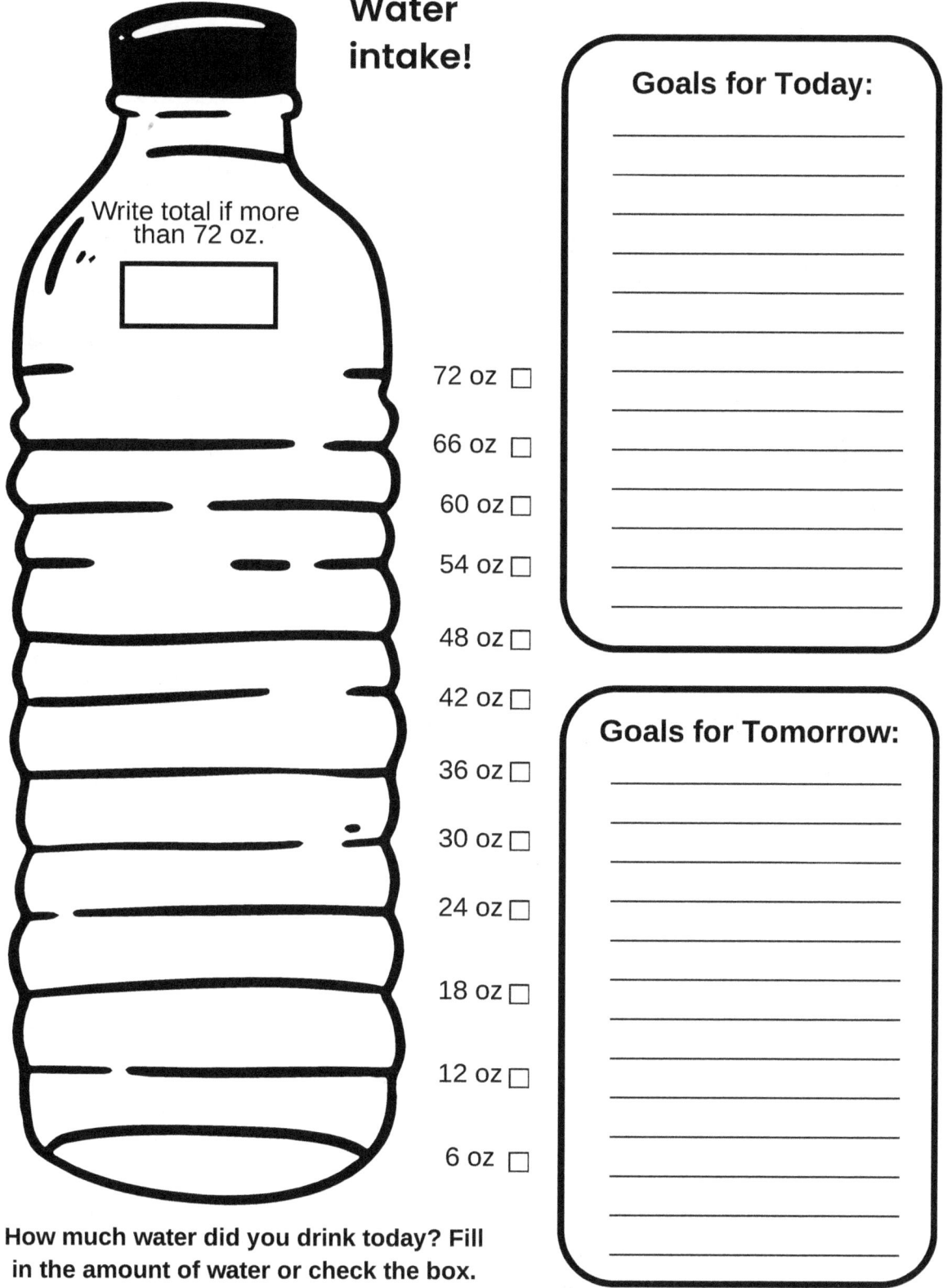

Date: _____

Nourish Log

__:__ am/pm _____ __:__ am/pm _____

__:__ am/pm _____ __:__ am/pm _____

__:__ am/pm _____ __:__ am/pm _____

__:__ am/pm _____ __:__ am/pm _____

__:__ am/pm _____ __:__ am/pm _____

__:__ am/pm _____ __:__ am/pm _____

__:__ am/pm _____ __:__ am/pm _____

__:__ am/pm _____ __:__ am/pm _____

Move Tracker

A.M.

Exercise	Time	Exercise	Time
Upper Body		Core	
Lower Body		Stretching	
Cardio		Other	

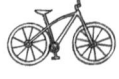
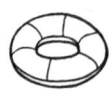
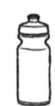

P.M.

Exercise	Time	Exercise	Time
Upper Body		Core	
Lower Body		Stretching	
Cardio		Other	

©2024 Tyson Canty

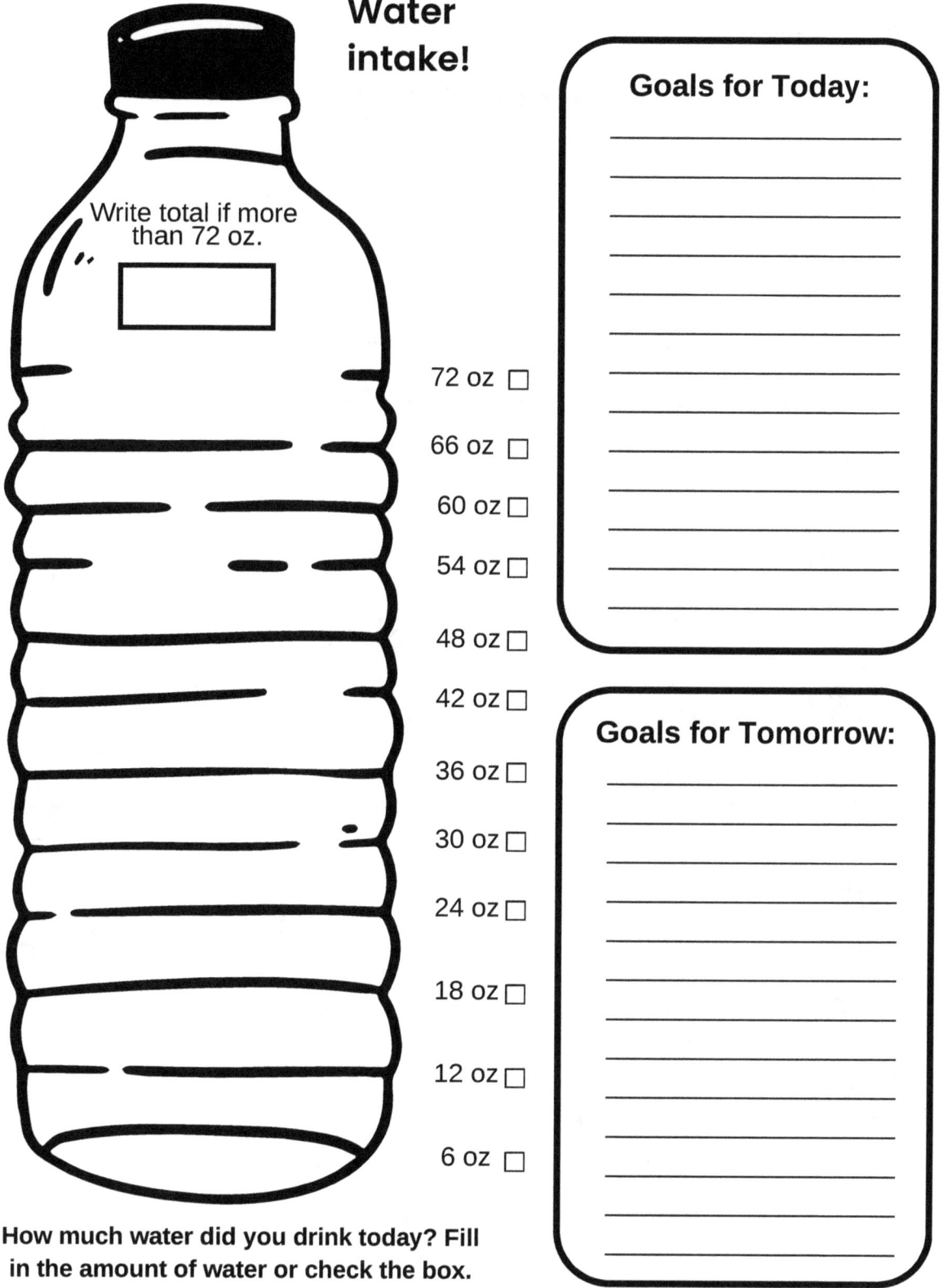

Date: _____

Nourish Log

__:__ am/pm _____   __:__ am/pm _____

__:__ am/pm _____   __:__ am/pm _____

__:__ am/pm _____   __:__ am/pm _____

__:__ am/pm _____   __:__ am/pm _____

__:__ am/pm _____   __:__ am/pm _____

__:__ am/pm _____   __:__ am/pm _____

__:__ am/pm _____   __:__ am/pm _____

__:__ am/pm _____   __:__ am/pm _____

Move Tracker

A.M.

	Exercise	Time	Exercise	Time
	Upper Body		Core	
	Lower Body		Stretching	
	Cardio		Other	

P.M.

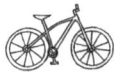
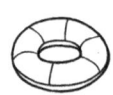
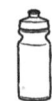

	Exercise	Time	Exercise	Time
	Upper Body		Core	
	Lower Body		Stretching	
	Cardio		Other	

©2024 Tyson Canty

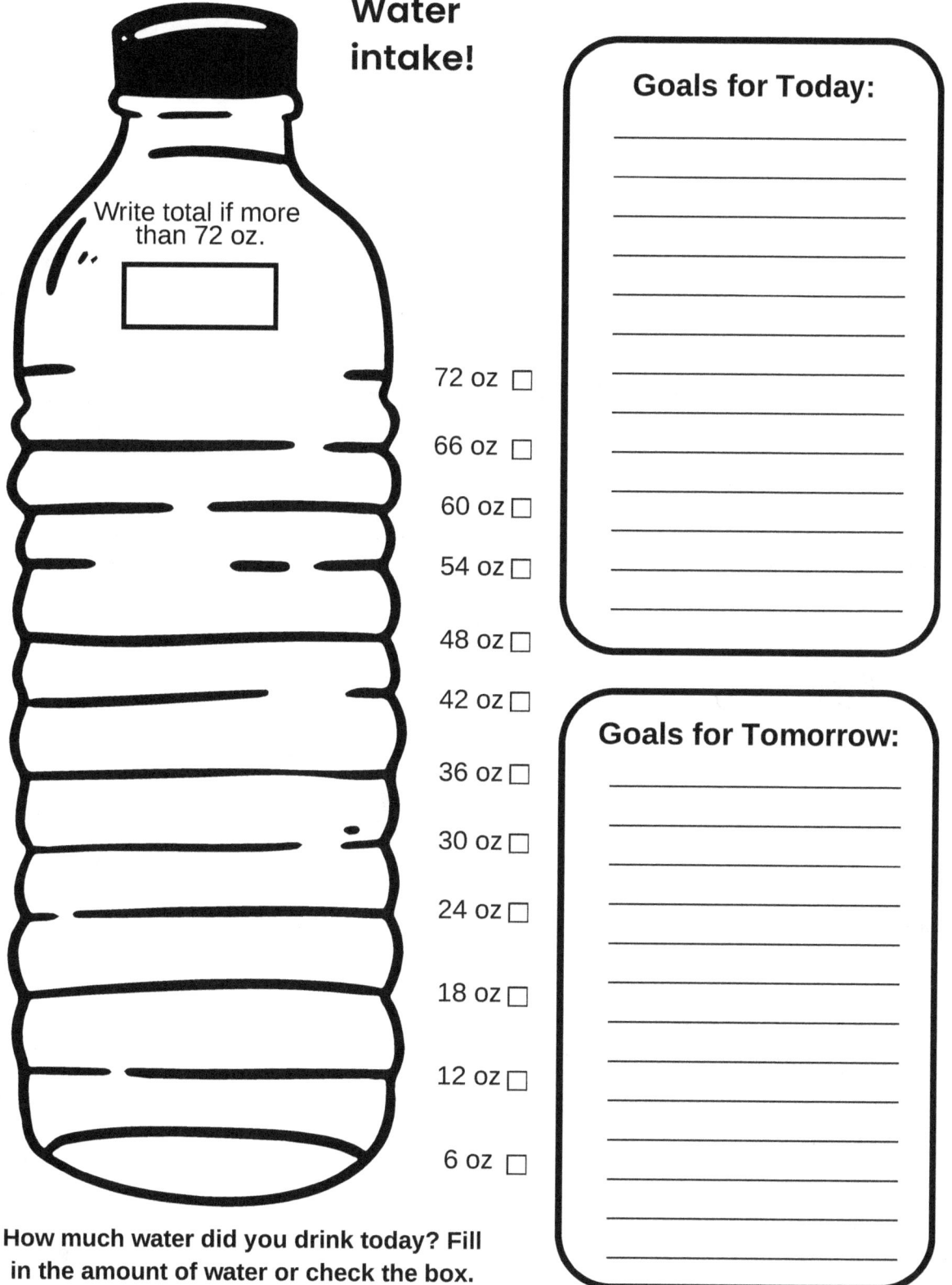

Date: _____

Nourish Log

__:__ am/pm _____   __:__ am/pm _____

__:__ am/pm _____   __:__ am/pm _____

__:__ am/pm _____   __:__ am/pm _____

__:__ am/pm _____   __:__ am/pm _____

__:__ am/pm _____   __:__ am/pm _____

__:__ am/pm _____   __:__ am/pm _____

__:__ am/pm _____   __:__ am/pm _____

__:__ am/pm _____   __:__ am/pm _____

Move Tracker

A.M.

	Exercise	Time	Exercise	Time
	Upper Body		Core	
	Lower Body		Stretching	
	Cardio		Other	

P.M.

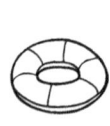

	Exercise	Time	Exercise	Time
	Upper Body		Core	
	Lower Body		Stretching	
	Cardio		Other	

©2024 Tyson Canty

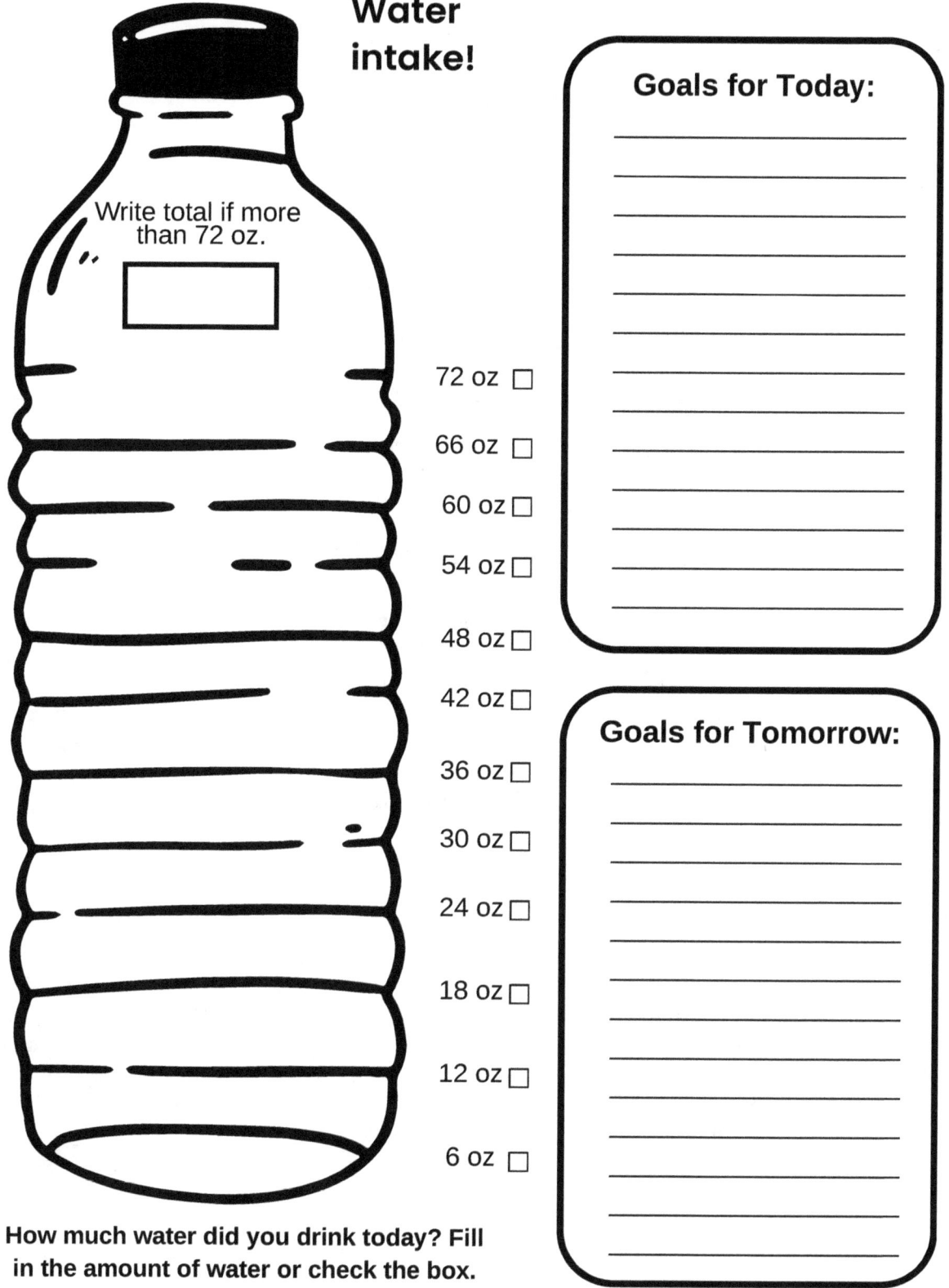

Date: _____

Nourish Log

__:__ am/pm _____   __:__ am/pm _____

__:__ am/pm _____   __:__ am/pm _____

__:__ am/pm _____   __:__ am/pm _____

__:__ am/pm _____   __:__ am/pm _____

__:__ am/pm _____   __:__ am/pm _____

__:__ am/pm _____   __:__ am/pm _____

__:__ am/pm _____   __:__ am/pm _____

__:__ am/pm _____   __:__ am/pm _____

Move Tracker

A.M.

Exercise	Time	Exercise	Time
Upper Body		Core	
Lower Body		Stretching	
Cardio		Other	

P.M.

Exercise	Time	Exercise	Time
Upper Body		Core	
Lower Body		Stretching	
Cardio		Other	

©2024 Tyson Canty

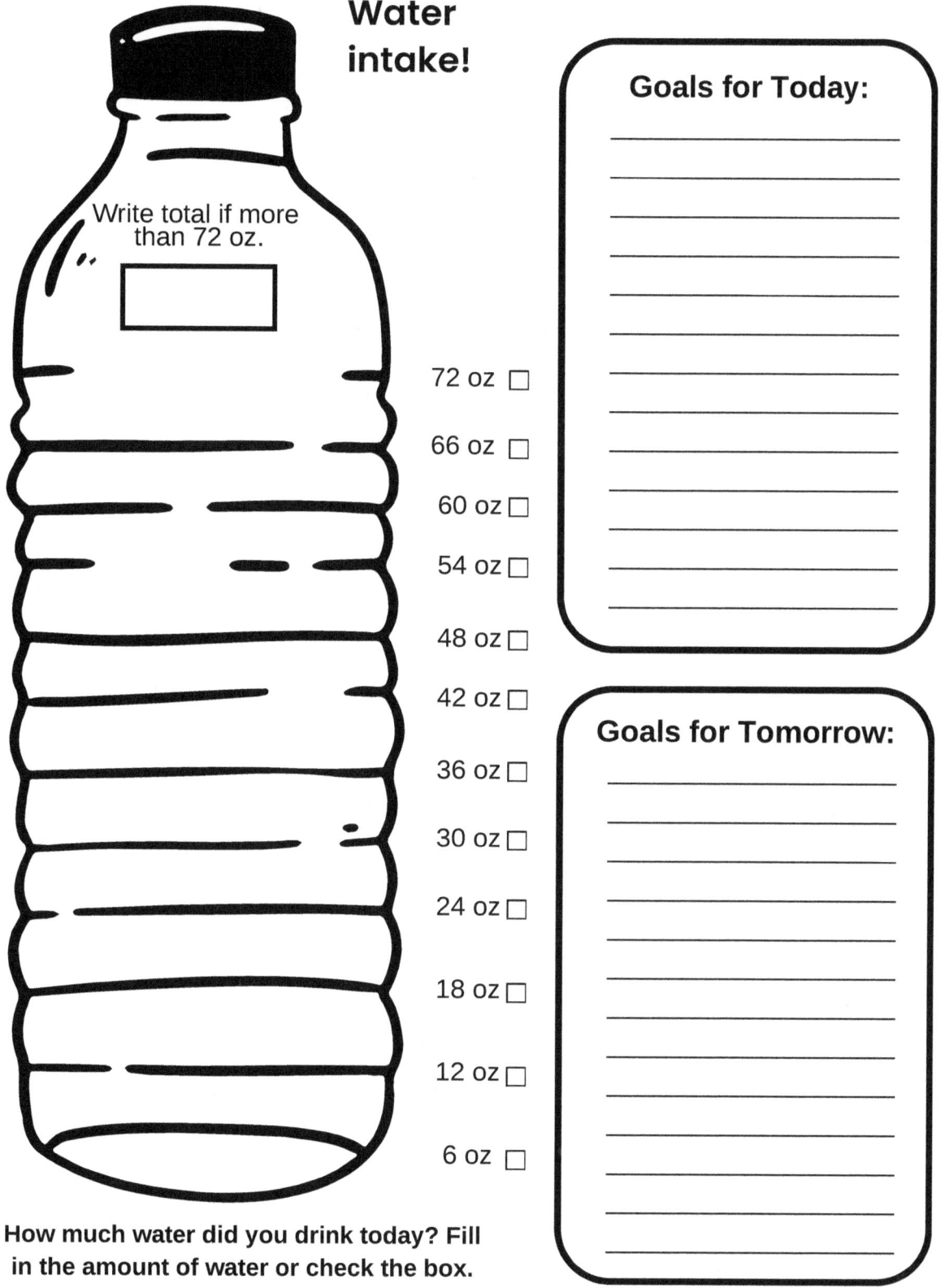

Date: _____

Nourish Log

__:__ am/pm _____   __:__ am/pm _____

__:__ am/pm _____   __:__ am/pm _____

__:__ am/pm _____   __:__ am/pm _____

__:__ am/pm _____   __:__ am/pm _____

__:__ am/pm _____   __:__ am/pm _____

__:__ am/pm _____   __:__ am/pm _____

__:__ am/pm _____   __:__ am/pm _____

__:__ am/pm _____   __:__ am/pm _____

Move Tracker

Exercise	Time	Exercise	Time
Upper Body		Core	
Lower Body		Stretching	
Cardio		Other	

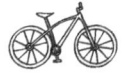
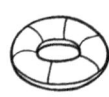

Exercise	Time	Exercise	Time
Upper Body		Core	
Lower Body		Stretching	
Cardio		Other	

P.M. A.M.

©2024 Tyson Canty

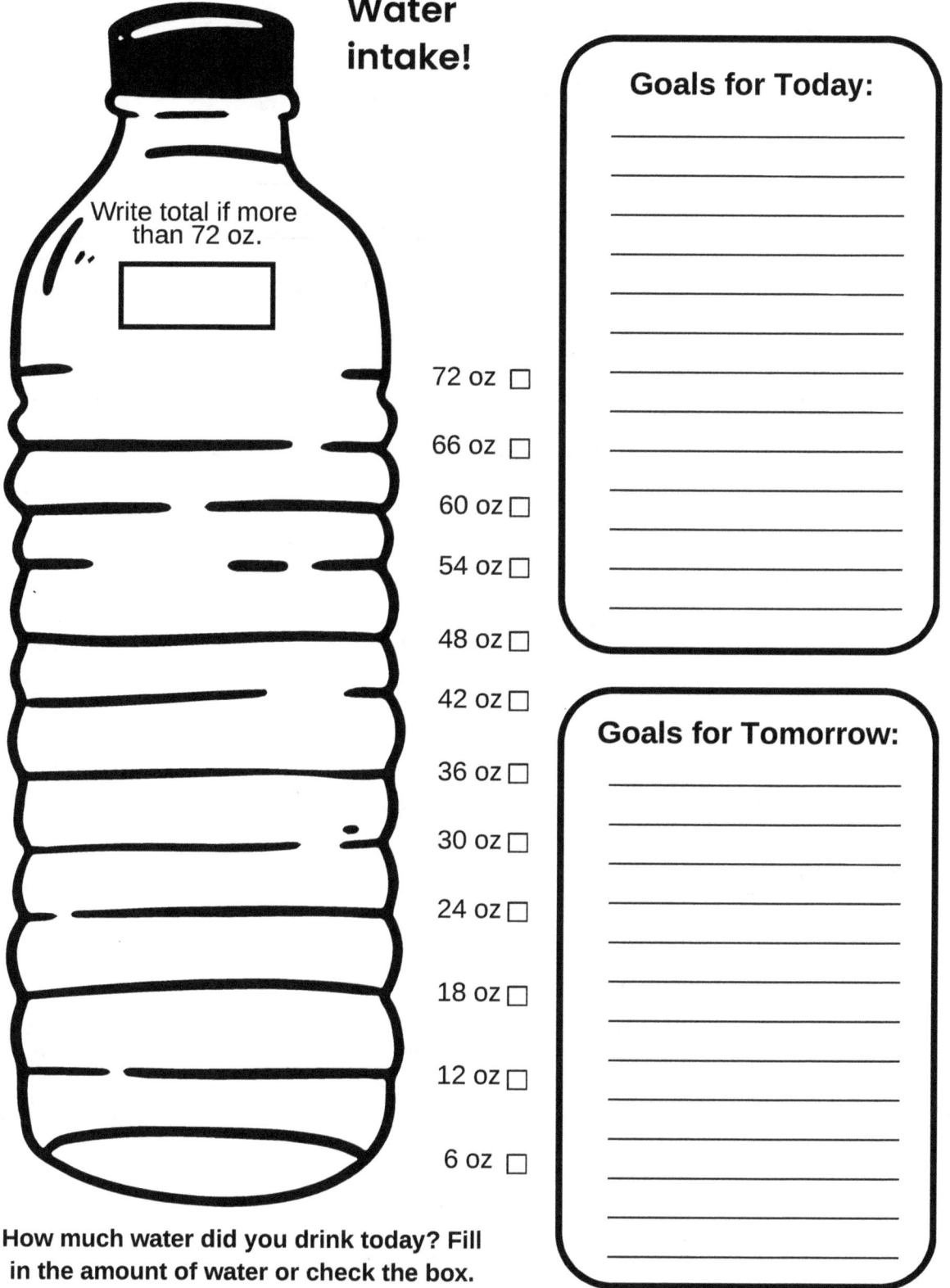

Water intake!

Write total if more than 72 oz.

- 72 oz ☐
- 66 oz ☐
- 60 oz ☐
- 54 oz ☐
- 48 oz ☐
- 42 oz ☐
- 36 oz ☐
- 30 oz ☐
- 24 oz ☐
- 18 oz ☐
- 12 oz ☐
- 6 oz ☐

How much water did you drink today? Fill in the amount of water or check the box.

Goals for Today:

_____
_____
_____
_____
_____
_____
_____
_____
_____
_____
_____
_____

Goals for Tomorrow:

_____
_____
_____
_____
_____
_____
_____
_____
_____
_____
_____
_____

Date: _____

Nourish Log

__:__ am/pm _____   __:__ am/pm _____

__:__ am/pm _____   __:__ am/pm _____

__:__ am/pm _____   __:__ am/pm _____

__:__ am/pm _____   __:__ am/pm _____

__:__ am/pm _____   __:__ am/pm _____

__:__ am/pm _____   __:__ am/pm _____

__:__ am/pm _____   __:__ am/pm _____

__:__ am/pm _____   __:__ am/pm _____

Move Tracker

A.M.

Exercise	Time	Exercise	Time
Upper Body		Core	
Lower Body		Stretching	
Cardio		Other	

P.M.

Exercise	Time	Exercise	Time
Upper Body		Core	
Lower Body		Stretching	
Cardio		Other	

©2024 Tyson Canty

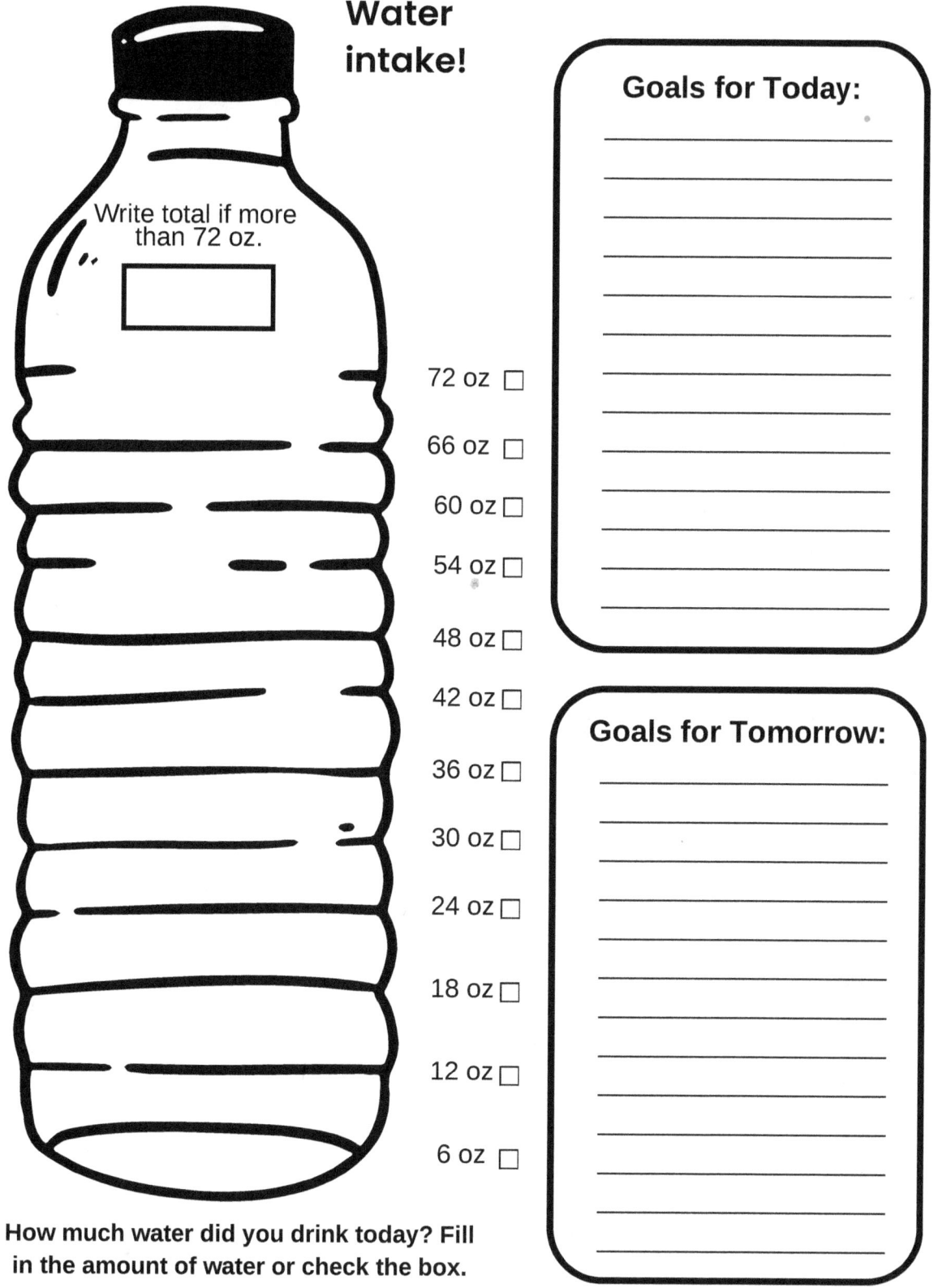

Date: _____

Nourish Log

__:__ am/pm _____ __:__ am/pm _____

__:__ am/pm _____ __:__ am/pm _____

__:__ am/pm _____ __:__ am/pm _____

__:__ am/pm _____ __:__ am/pm _____

__:__ am/pm _____ __:__ am/pm _____

__:__ am/pm _____ __:__ am/pm _____

__:__ am/pm _____ __:__ am/pm _____

__:__ am/pm _____ __:__ am/pm _____

Move Tracker

A.M.

Exercise	Time	Exercise	Time
Upper Body		Core	
Lower Body		Stretching	
Cardio		Other	

P.M.

Exercise	Time	Exercise	Time
Upper Body		Core	
Lower Body		Stretching	
Cardio		Other	

©2024 Tyson Canty

Water intake!

Write total if more than 72 oz.

- 72 oz ☐
- 66 oz ☐
- 60 oz ☐
- 54 oz ☐
- 48 oz ☐
- 42 oz ☐
- 36 oz ☐
- 30 oz ☐
- 24 oz ☐
- 18 oz ☐
- 12 oz ☐
- 6 oz ☐

How much water did you drink today? Fill in the amount of water or check the box.

Goals for Today:
_____
_____
_____
_____
_____
_____
_____
_____
_____
_____
_____
_____

Goals for Tomorrow:
_____
_____
_____
_____
_____
_____
_____
_____
_____
_____
_____
_____

Date: _____

Nourish Log

__:__ am/pm _____   __:__ am/pm _____
__:__ am/pm _____   __:__ am/pm _____
__:__ am/pm _____   __:__ am/pm _____
__:__ am/pm _____   __:__ am/pm _____
__:__ am/pm _____   __:__ am/pm _____
__:__ am/pm _____   __:__ am/pm _____
__:__ am/pm _____   __:__ am/pm _____
__:__ am/pm _____   __:__ am/pm _____

Move Tracker

A.M.

Exercise	Time	Exercise	Time
Upper Body		Core	
Lower Body		Stretching	
Cardio		Other	

P.M.

Exercise	Time	Exercise	Time
Upper Body		Core	
Lower Body		Stretching	
Cardio		Other	

©2024 Tyson Canty

Water intake!

Write total if more than 72 oz.

[ ]

- 72 oz ☐
- 66 oz ☐
- 60 oz ☐
- 54 oz ☐
- 48 oz ☐
- 42 oz ☐
- 36 oz ☐
- 30 oz ☐
- 24 oz ☐
- 18 oz ☐
- 12 oz ☐
- 6 oz ☐

How much water did you drink today? Fill in the amount of water or check the box.

Goals for Today:
_____
_____
_____
_____
_____
_____
_____
_____
_____
_____
_____
_____

Goals for Tomorrow:
_____
_____
_____
_____
_____
_____
_____
_____
_____
_____
_____
_____

Date: _____

Nourish Log

__:__ am/pm _____ __:__ am/pm _____

__:__ am/pm _____ __:__ am/pm _____

__:__ am/pm _____ __:__ am/pm _____

__:__ am/pm _____ __:__ am/pm _____

__:__ am/pm _____ __:__ am/pm _____

__:__ am/pm _____ __:__ am/pm _____

__:__ am/pm _____ __:__ am/pm _____

__:__ am/pm _____ __:__ am/pm _____

Move Tracker

Exercise	Time	Exercise	Time
Upper Body		Core	
Lower Body		Stretching	
Cardio		Other	

Exercise	Time	Exercise	Time
Upper Body		Core	
Lower Body		Stretching	
Cardio		Other	

P.M. A.M.

©2024 Tyson Canty

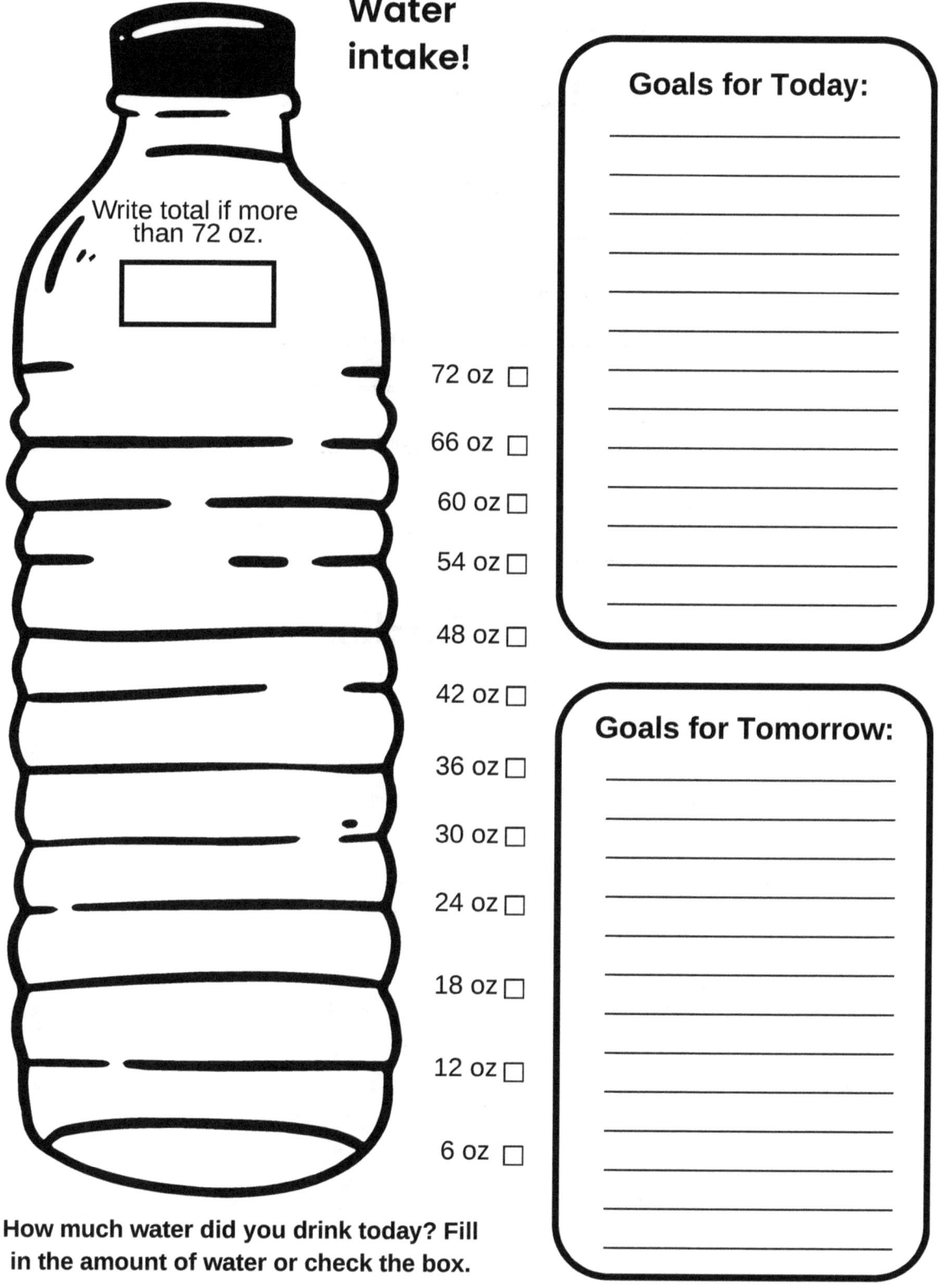

Date: _____

Nourish Log

__:__ am/pm _____ __:__ am/pm _____

__:__ am/pm _____ __:__ am/pm _____

__:__ am/pm _____ __:__ am/pm _____

__:__ am/pm _____ __:__ am/pm _____

__:__ am/pm _____ __:__ am/pm _____

__:__ am/pm _____ __:__ am/pm _____

__:__ am/pm _____ __:__ am/pm _____

__:__ am/pm _____ __:__ am/pm _____

Move Tracker

A.M.

Exercise	Time	Exercise	Time
Upper Body		Core	
Lower Body		Stretching	
Cardio		Other	

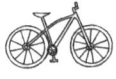

Exercise	Time	Exercise	Time
Upper Body		Core	
Lower Body		Stretching	
Cardio		Other	

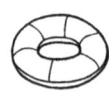
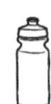

P.M.

©2024 Tyson Canty

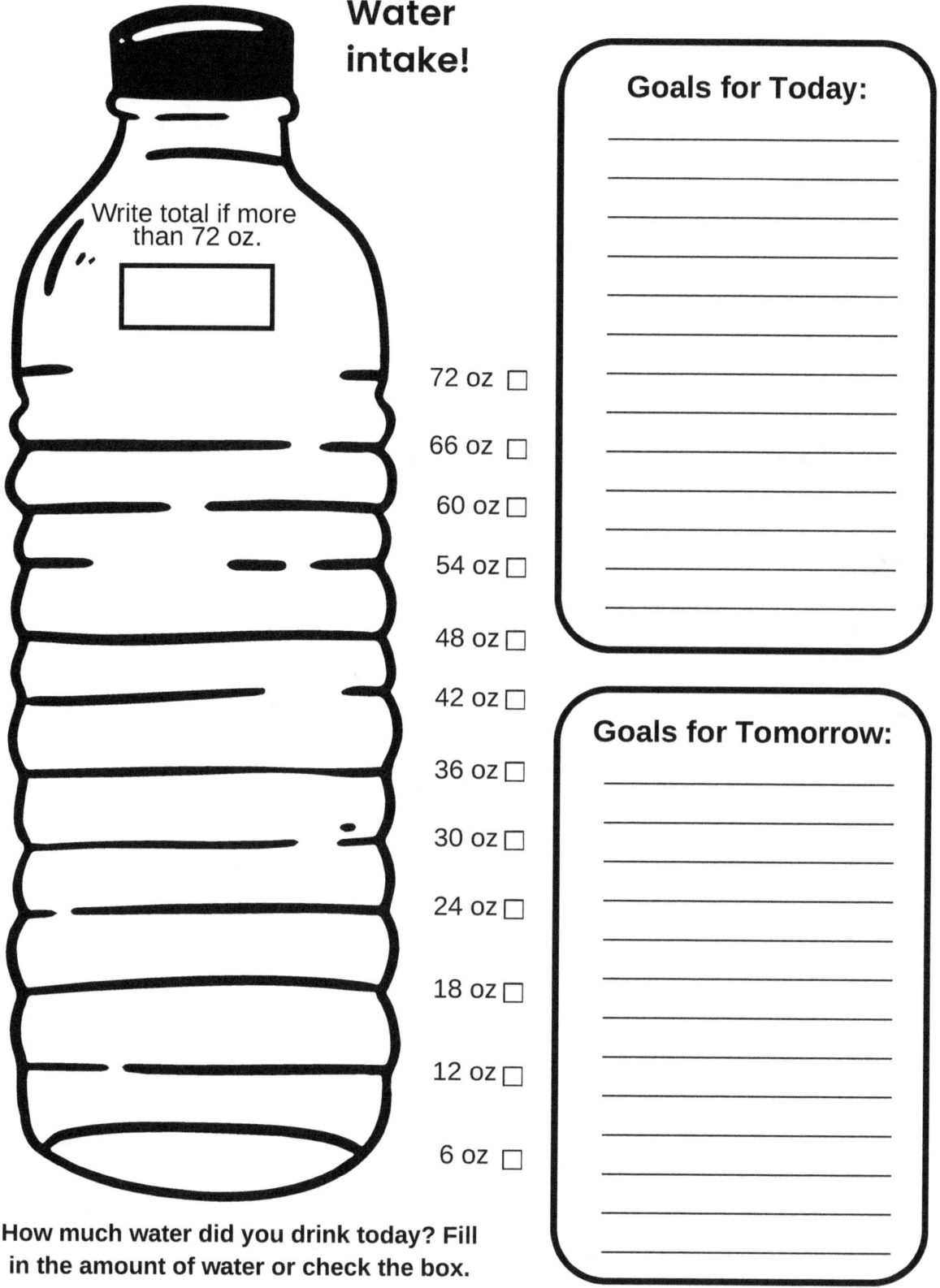

Date: _____

Nourish Log

__:__ am/pm _____ __:__ am/pm _____
__:__ am/pm _____ __:__ am/pm _____
__:__ am/pm _____ __:__ am/pm _____
__:__ am/pm _____ __:__ am/pm _____
__:__ am/pm _____ __:__ am/pm _____
__:__ am/pm _____ __:__ am/pm _____
__:__ am/pm _____ __:__ am/pm _____
__:__ am/pm _____ __:__ am/pm _____

Move Tracker

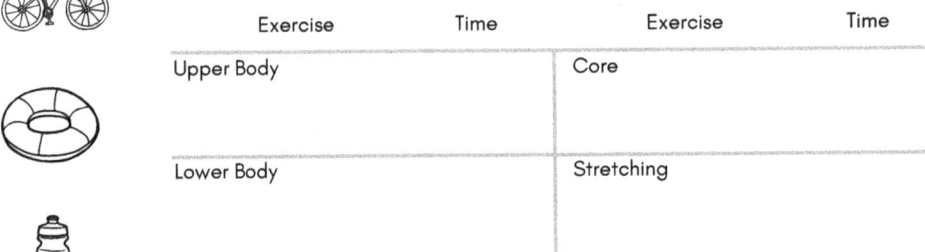

Exercise	Time	Exercise	Time
Upper Body		Core	
Lower Body		Stretching	
Cardio		Other	

Exercise	Time	Exercise	Time
Upper Body		Core	
Lower Body		Stretching	
Cardio		Other	

P.M. A.M.

©2024 Tyson Canty

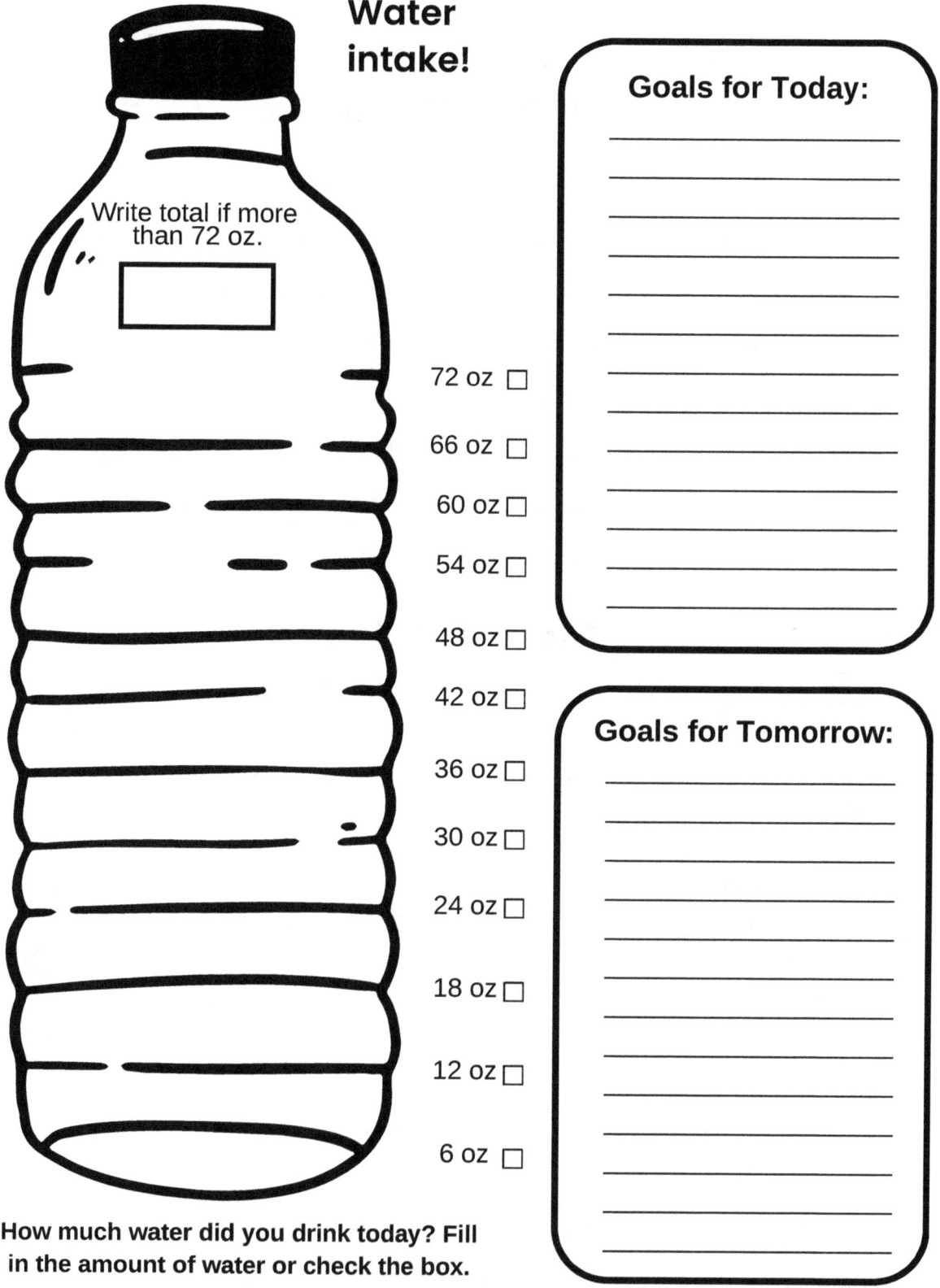

Date: _____

Nourish Log

__:__ am/pm _____ __:__ am/pm _____

__:__ am/pm _____ __:__ am/pm _____

__:__ am/pm _____ __:__ am/pm _____

__:__ am/pm _____ __:__ am/pm _____

__:__ am/pm _____ __:__ am/pm _____

__:__ am/pm _____ __:__ am/pm _____

__:__ am/pm _____ __:__ am/pm _____

__:__ am/pm _____ __:__ am/pm _____

Move Tracker

Exercise	Time	Exercise	Time
Upper Body		Core	
Lower Body		Stretching	
Cardio		Other	

Exercise	Time	Exercise	Time
Upper Body		Core	
Lower Body		Stretching	
Cardio		Other	

P.M. A.M.

©2024 Tyson Canty

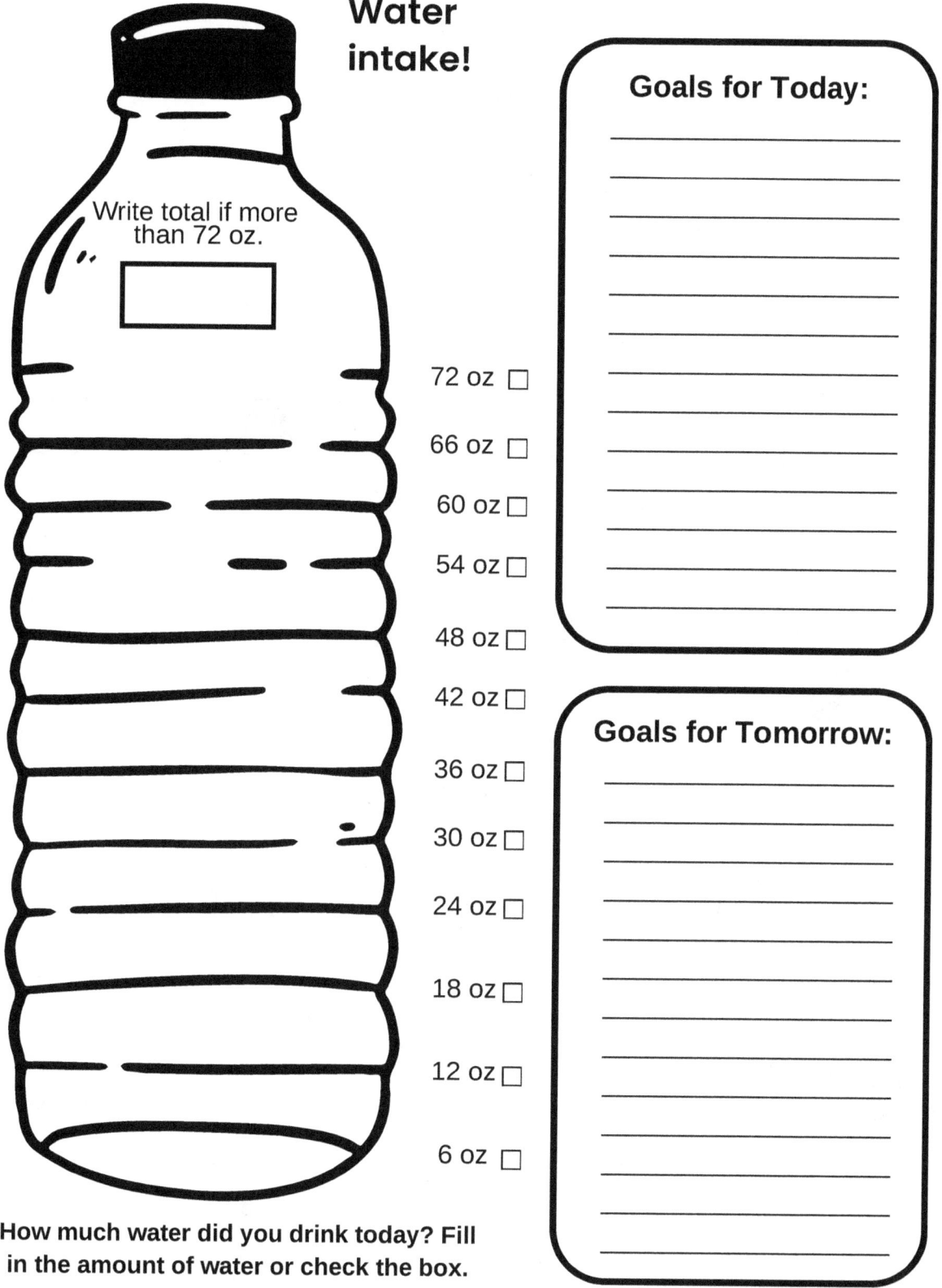

Date: _____

Nourish Log

__:__ am/pm _____ __:__ am/pm _____

__:__ am/pm _____ __:__ am/pm _____

__:__ am/pm _____ __:__ am/pm _____

__:__ am/pm _____ __:__ am/pm _____

__:__ am/pm _____ __:__ am/pm _____

__:__ am/pm _____ __:__ am/pm _____

__:__ am/pm _____ __:__ am/pm _____

__:__ am/pm _____ __:__ am/pm _____

Move Tracker

A.M.

Exercise	Time	Exercise	Time
Upper Body		Core	
Lower Body		Stretching	
Cardio		Other	

P.M.

Exercise	Time	Exercise	Time
Upper Body		Core	
Lower Body		Stretching	
Cardio		Other	

©2024 Tyson Canty

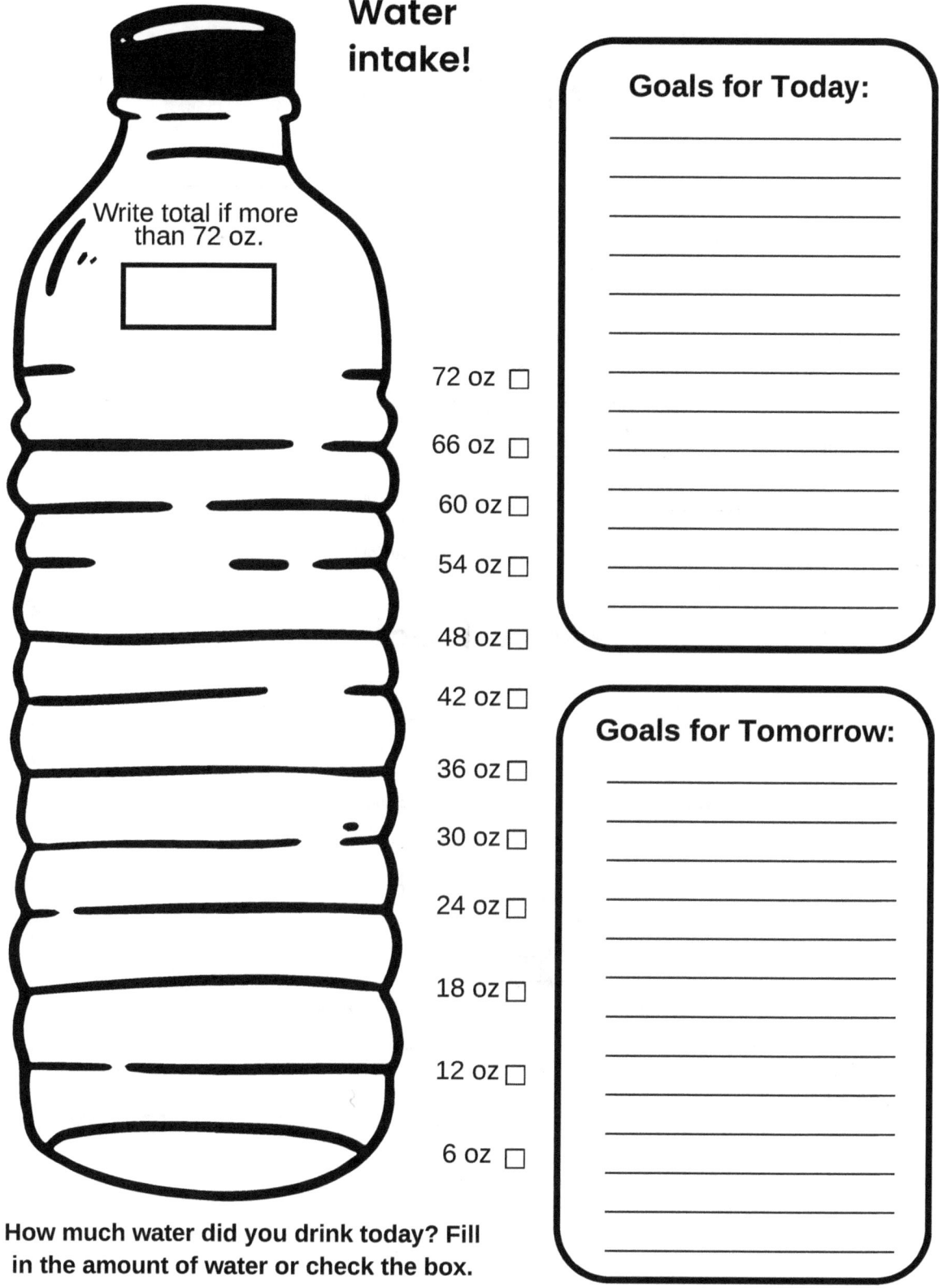

Date: _____

Nourish Log

__:__ am/pm _____   __:__ am/pm _____

__:__ am/pm _____   __:__ am/pm _____

__:__ am/pm _____   __:__ am/pm _____

__:__ am/pm _____   __:__ am/pm _____

__:__ am/pm _____   __:__ am/pm _____

__:__ am/pm _____   __:__ am/pm _____

__:__ am/pm _____   __:__ am/pm _____

__:__ am/pm _____   __:__ am/pm _____

Move Tracker

Exercise	Time	Exercise	Time
Upper Body		Core	
Lower Body		Stretching	
Cardio		Other	

Exercise	Time	Exercise	Time
Upper Body		Core	
Lower Body		Stretching	
Cardio		Other	

P.M. A.M.

©2024 Tyson Canty

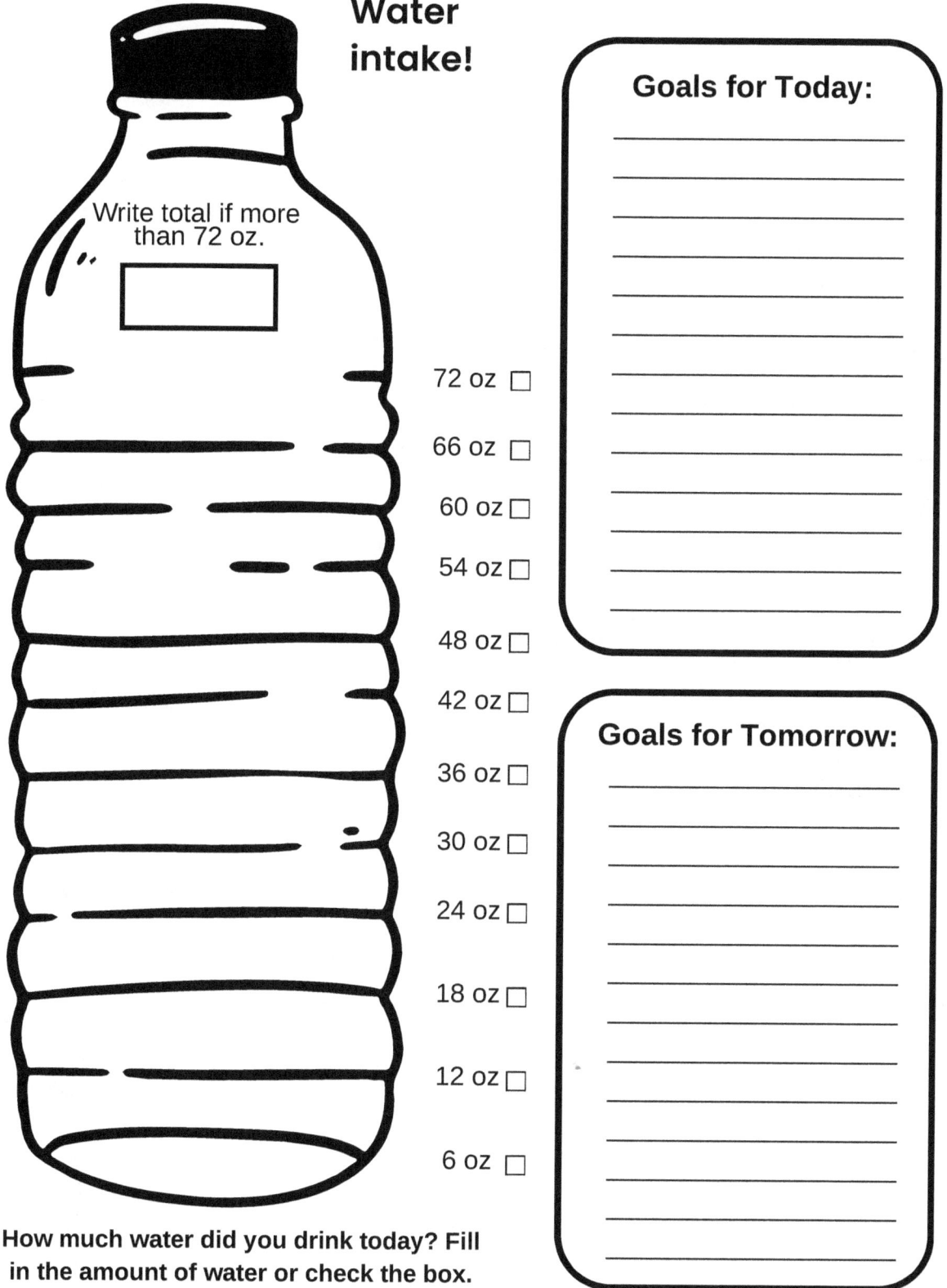

Date: _____

Nourish Log

__:__ am/pm _____ __:__ am/pm _____

__:__ am/pm _____ __:__ am/pm _____

__:__ am/pm _____ __:__ am/pm _____

__:__ am/pm _____ __:__ am/pm _____

__:__ am/pm _____ __:__ am/pm _____

__:__ am/pm _____ __:__ am/pm _____

__:__ am/pm _____ __:__ am/pm _____

__:__ am/pm _____ __:__ am/pm _____

Move Tracker

Exercise	Time	Exercise	Time
Upper Body		Core	
Lower Body		Stretching	
Cardio		Other	

Exercise	Time	Exercise	Time
Upper Body		Core	
Lower Body		Stretching	
Cardio		Other	

P.M. A.M.

©2024 Tyson Canty

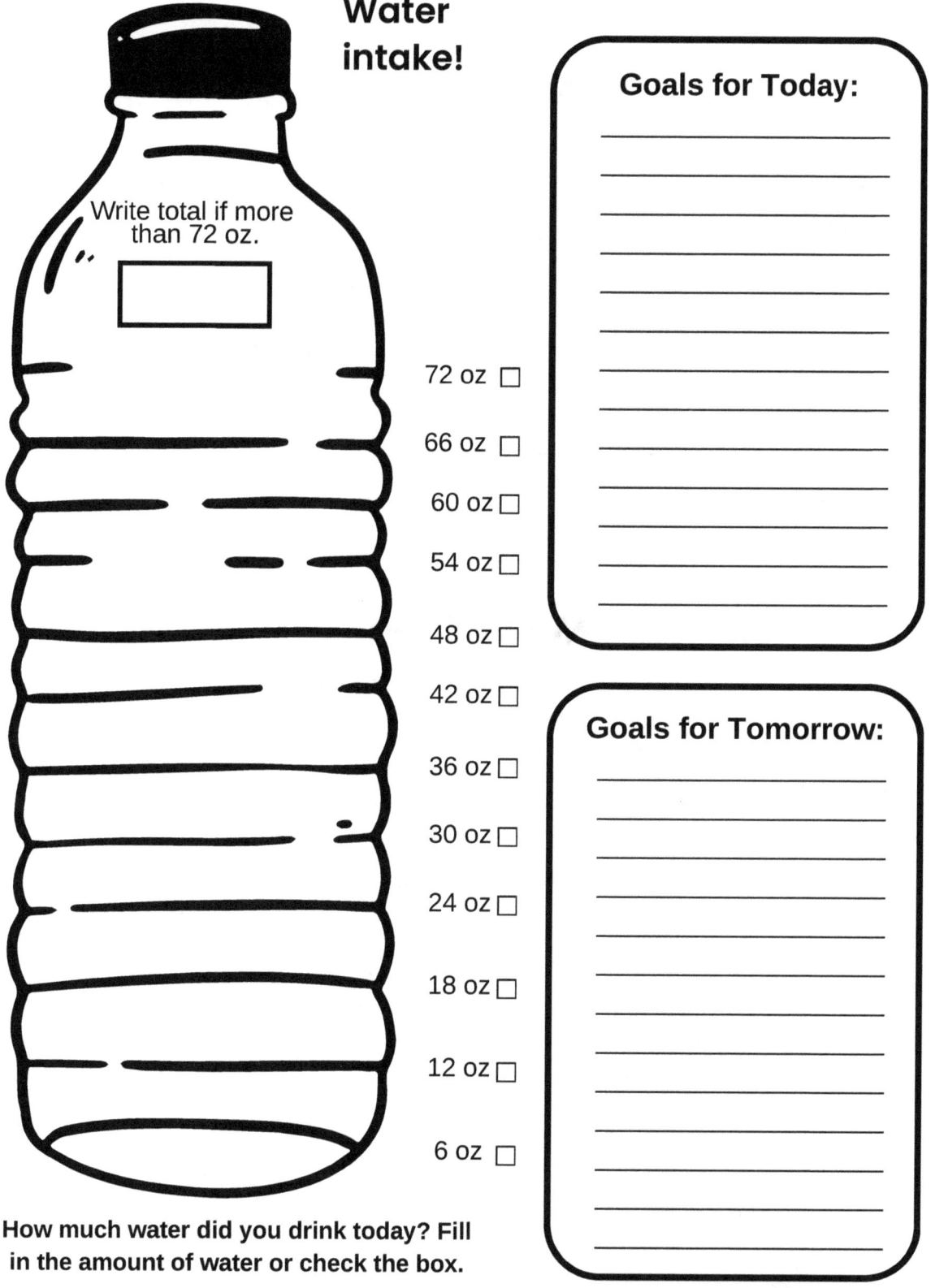

Date: _____

Nourish Log

__:___ am/pm _____   __:___ am/pm _____

__:___ am/pm _____   __:___ am/pm _____

__:___ am/pm _____   __:___ am/pm _____

__:___ am/pm _____   __:___ am/pm _____

__:___ am/pm _____   __:___ am/pm _____

__:___ am/pm _____   __:___ am/pm _____

__:___ am/pm _____   __:___ am/pm _____

__:___ am/pm _____   __:___ am/pm _____

Move Tracker

A.M.

Exercise	Time	Exercise	Time
Upper Body		Core	
Lower Body		Stretching	
Cardio		Other	

P.M.

Exercise	Time	Exercise	Time
Upper Body		Core	
Lower Body		Stretching	
Cardio		Other	

©2024 Tyson Canty

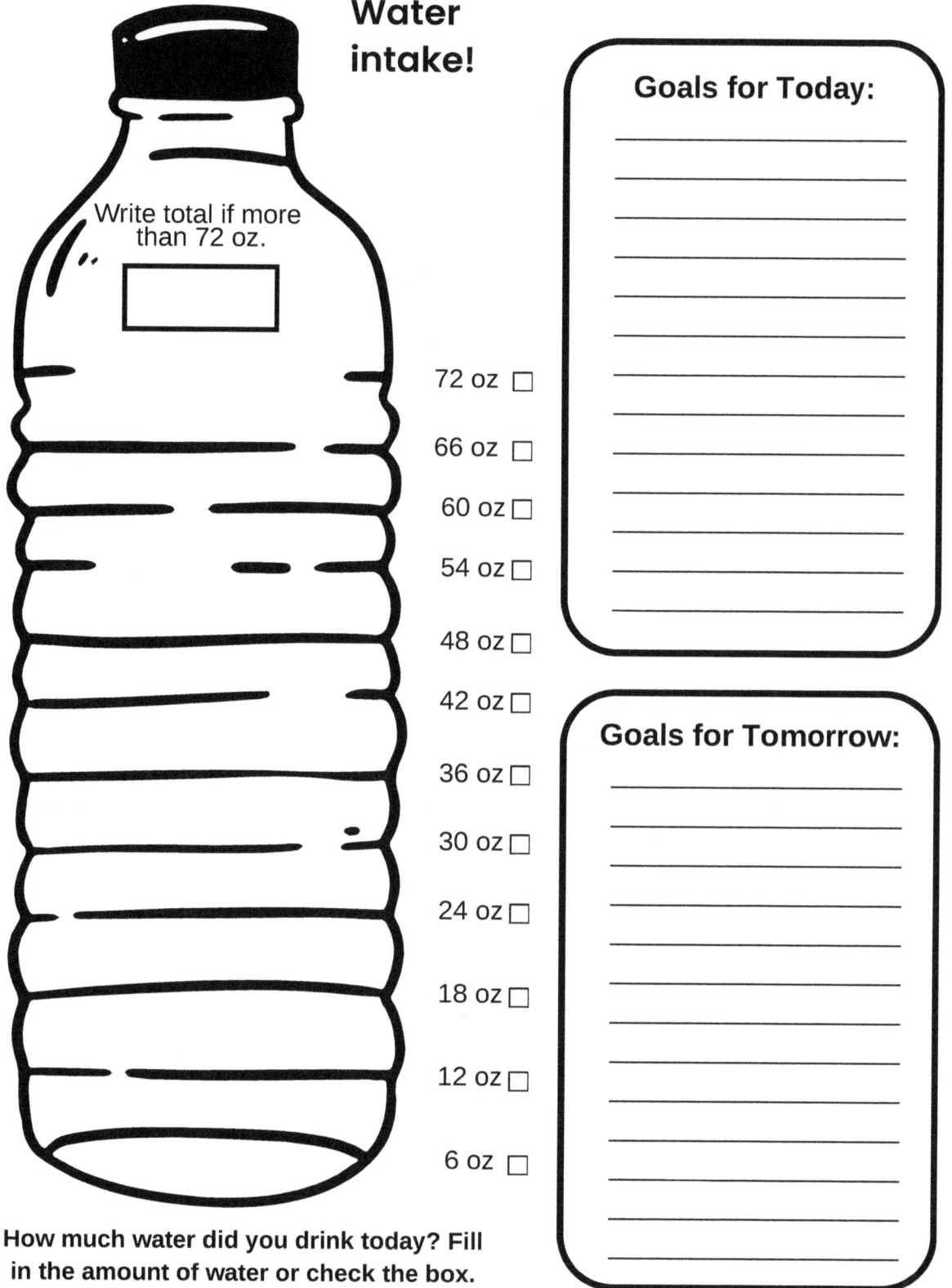

Date: _____

Nourish Log

__:__ am/pm _____   __:__ am/pm _____

__:__ am/pm _____   __:__ am/pm _____

__:__ am/pm _____   __:__ am/pm _____

__:__ am/pm _____   __:__ am/pm _____

__:__ am/pm _____   __:__ am/pm _____

__:__ am/pm _____   __:__ am/pm _____

__:__ am/pm _____   __:__ am/pm _____

__:__ am/pm _____   __:__ am/pm _____

Move Tracker

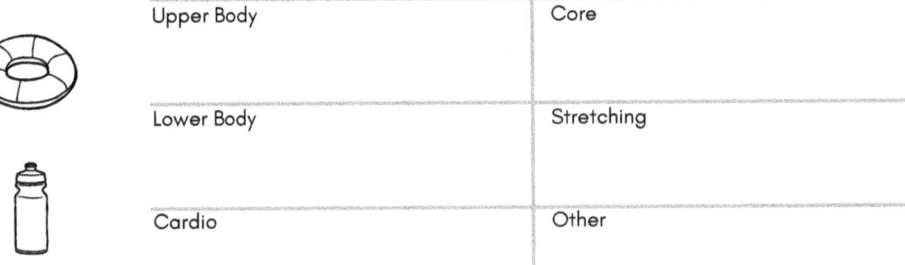

	Exercise	Time	Exercise	Time
	Upper Body		Core	
	Lower Body		Stretching	
	Cardio		Other	

	Exercise	Time	Exercise	Time
	Upper Body		Core	
	Lower Body		Stretching	
	Cardio		Other	

P.M. A.M.

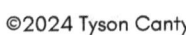

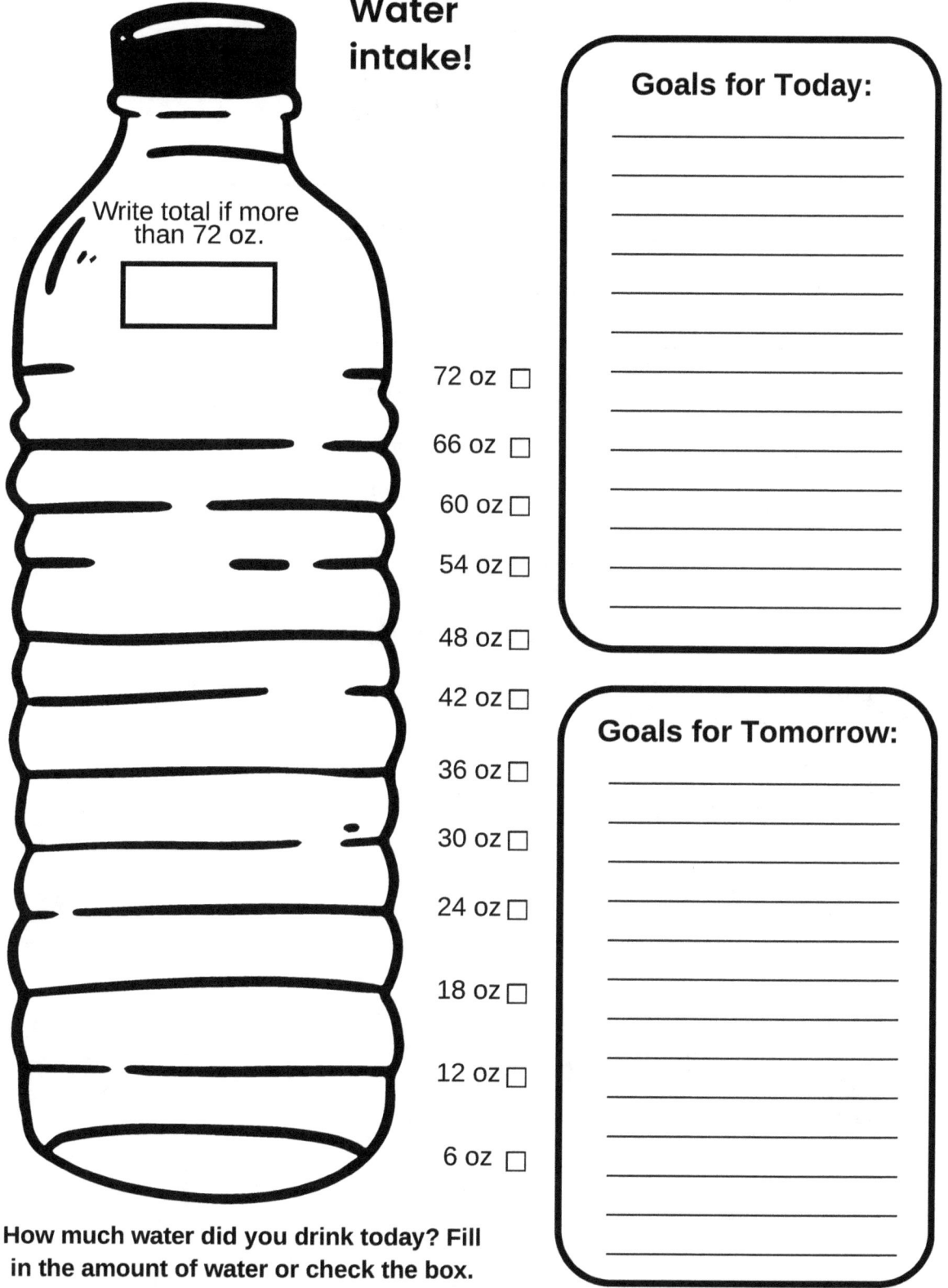

Date: _____

Nourish Log

__:__ am/pm _____   __:__ am/pm _____

__:__ am/pm _____   __:__ am/pm _____

__:__ am/pm _____   __:__ am/pm _____

__:__ am/pm _____   __:__ am/pm _____

__:__ am/pm _____   __:__ am/pm _____

__:__ am/pm _____   __:__ am/pm _____

__:__ am/pm _____   __:__ am/pm _____

__:__ am/pm _____   __:__ am/pm _____

Move Tracker

A.M.

Exercise	Time	Exercise	Time
Upper Body		Core	
Lower Body		Stretching	
Cardio		Other	

P.M.

Exercise	Time	Exercise	Time
Upper Body		Core	
Lower Body		Stretching	
Cardio		Other	

©2024 Tyson Canty

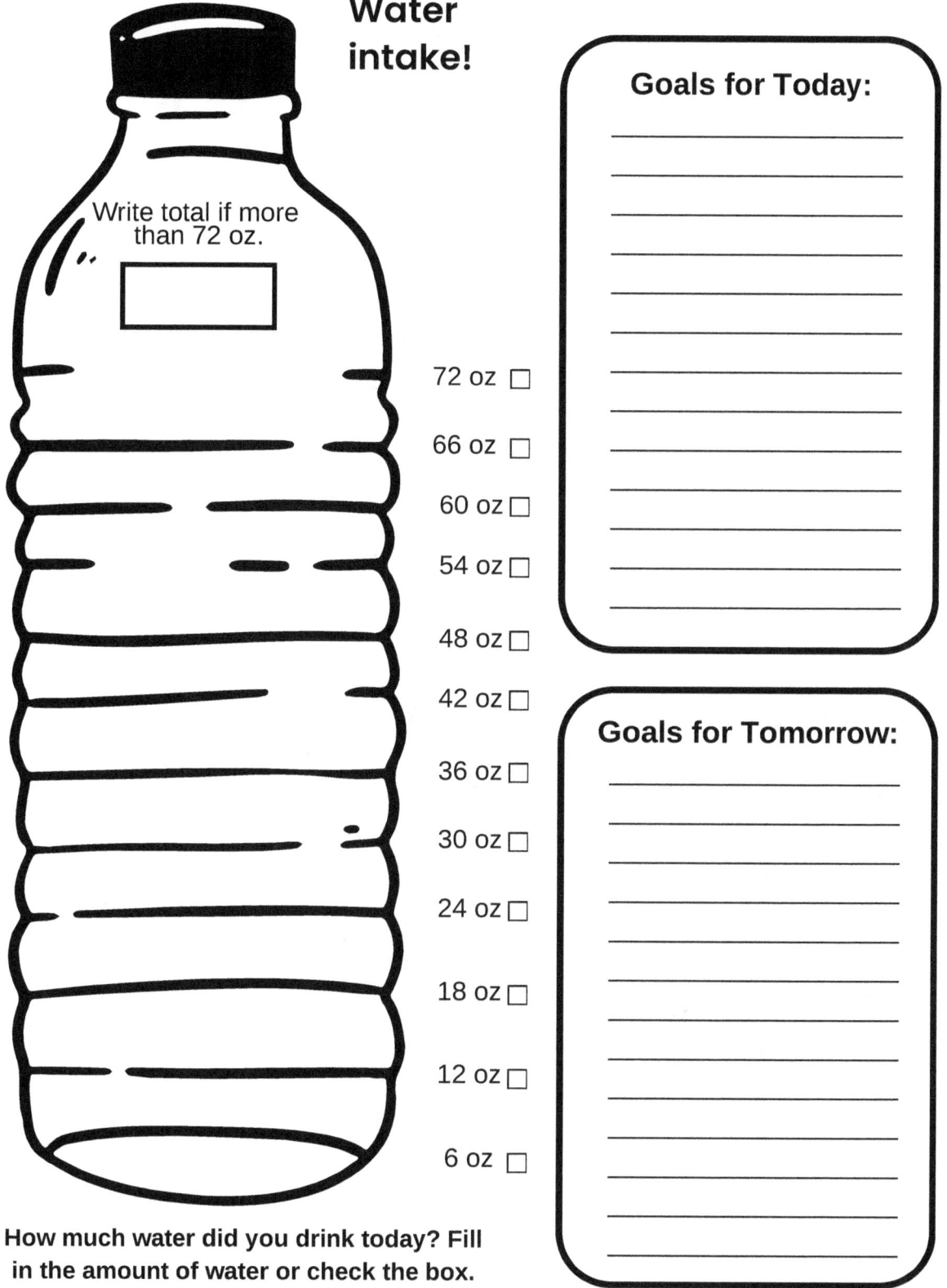

Date: _____

Nourish Log

__:__ am/pm _____ __:__ am/pm _____

__:__ am/pm _____ __:__ am/pm _____

__:__ am/pm _____ __:__ am/pm _____

__:__ am/pm _____ __:__ am/pm _____

__:__ am/pm _____ __:__ am/pm _____

__:__ am/pm _____ __:__ am/pm _____

__:__ am/pm _____ __:__ am/pm _____

__:__ am/pm _____ __:__ am/pm _____

Move Tracker

Exercise	Time	Exercise	Time
Upper Body		Core	
Lower Body		Stretching	
Cardio		Other	

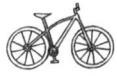
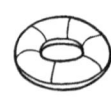
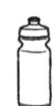

Exercise	Time	Exercise	Time
Upper Body		Core	
Lower Body		Stretching	
Cardio		Other	

P.M. A.M.

©2024 Tyson Canty

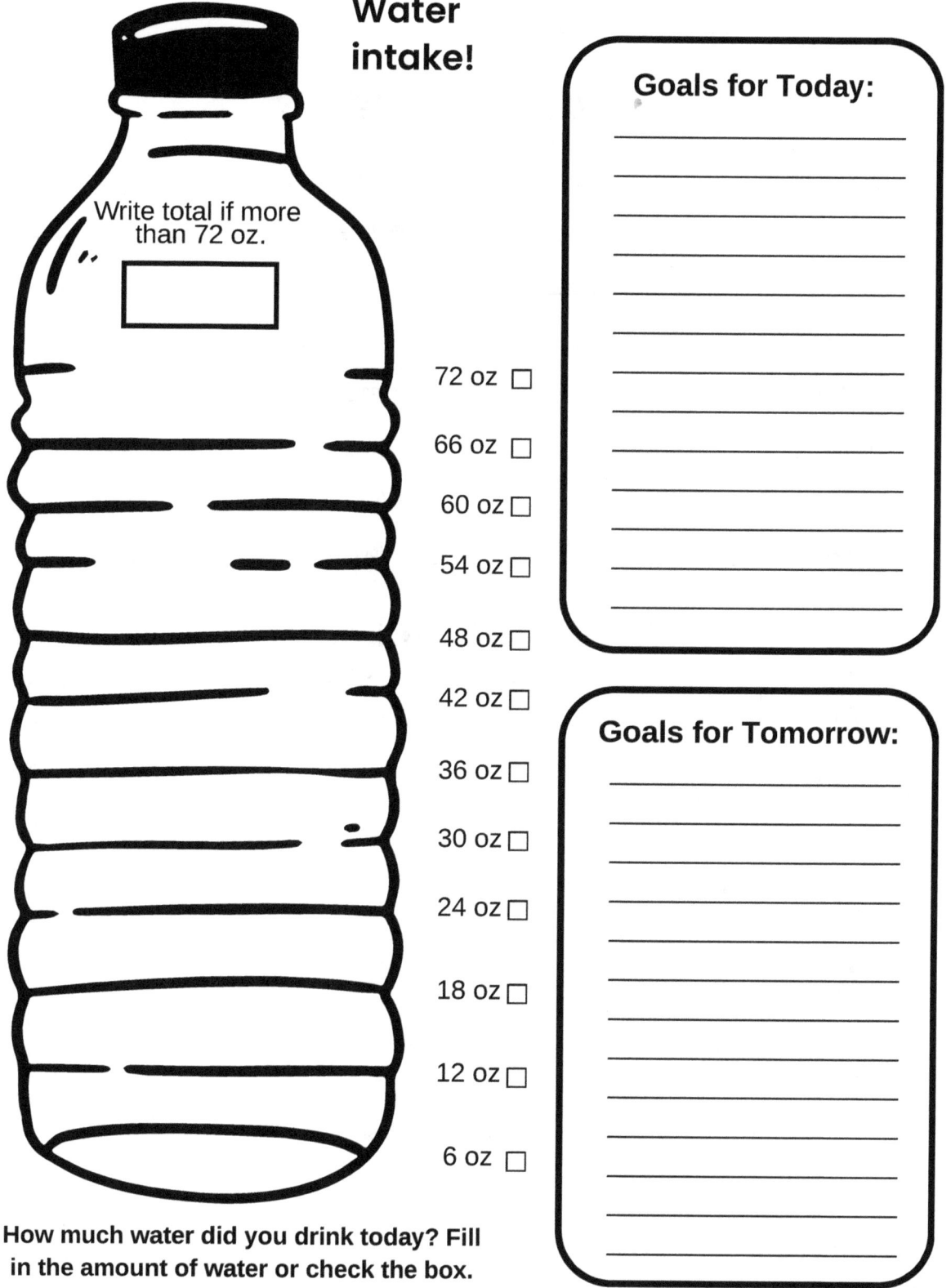

Date: _____

Nourish Log

__:__ am/pm _____ __:__ am/pm _____

__:__ am/pm _____ __:__ am/pm _____

__:__ am/pm _____ __:__ am/pm _____

__:__ am/pm _____ __:__ am/pm _____

__:__ am/pm _____ __:__ am/pm _____

__:__ am/pm _____ __:__ am/pm _____

__:__ am/pm _____ __:__ am/pm _____

__:__ am/pm _____ __:__ am/pm _____

Move Tracker

A.M.

Exercise	Time	Exercise	Time
Upper Body		Core	
Lower Body		Stretching	
Cardio		Other	

P.M.

Exercise	Time	Exercise	Time
Upper Body		Core	
Lower Body		Stretching	
Cardio		Other	

©2024 Tyson Canty

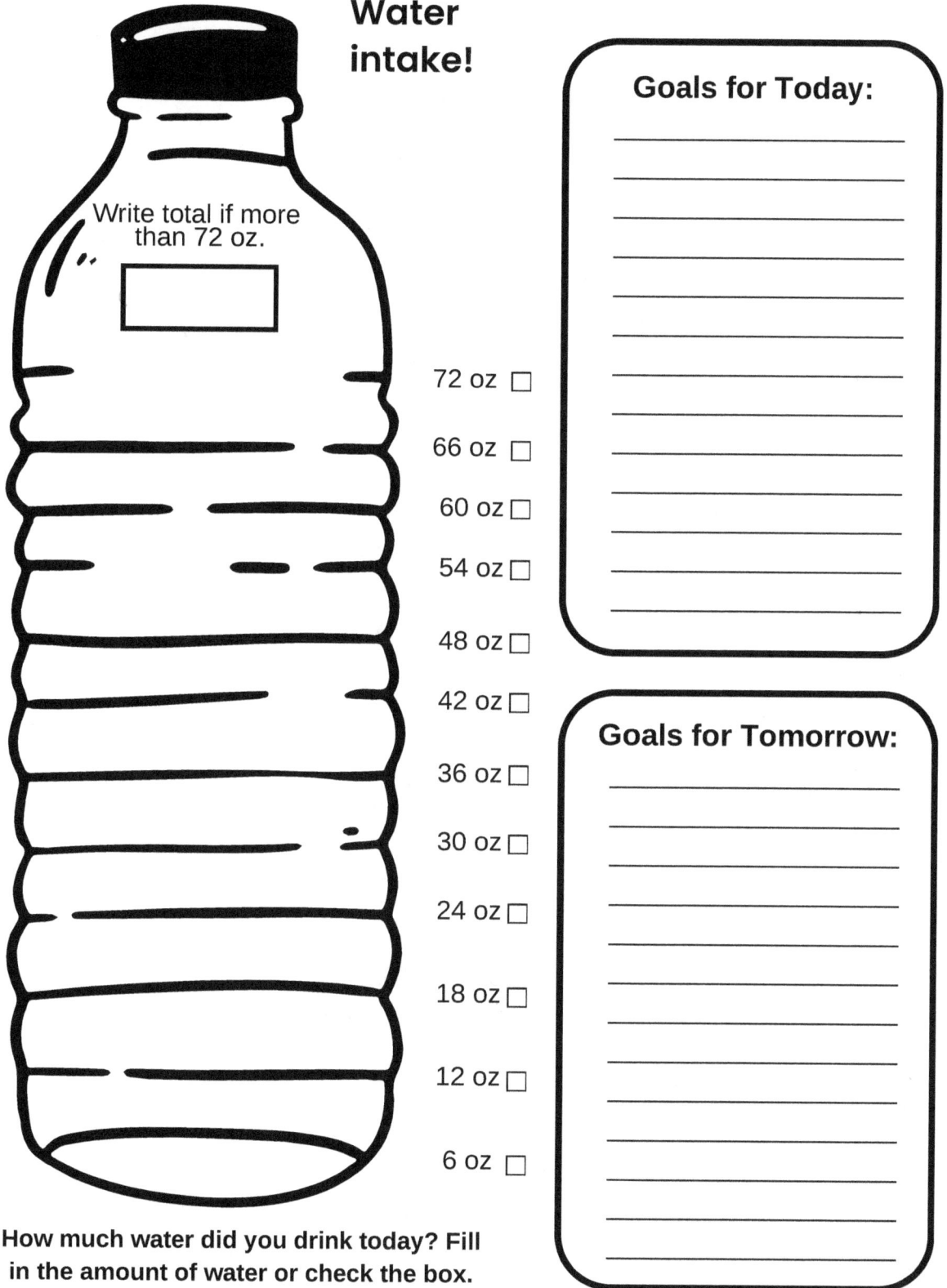

Date: _____

Nourish Log

__:__ am/pm _____   __:__ am/pm _____

__:__ am/pm _____   __:__ am/pm _____

__:__ am/pm _____   __:__ am/pm _____

__:__ am/pm _____   __:__ am/pm _____

__:__ am/pm _____   __:__ am/pm _____

__:__ am/pm _____   __:__ am/pm _____

__:__ am/pm _____   __:__ am/pm _____

__:__ am/pm _____   __:__ am/pm _____

Move Tracker

A.M.

Exercise	Time	Exercise	Time
Upper Body		Core	
Lower Body		Stretching	
Cardio		Other	

P.M.

Exercise	Time	Exercise	Time
Upper Body		Core	
Lower Body		Stretching	
Cardio		Other	

©2024 Tyson Canty

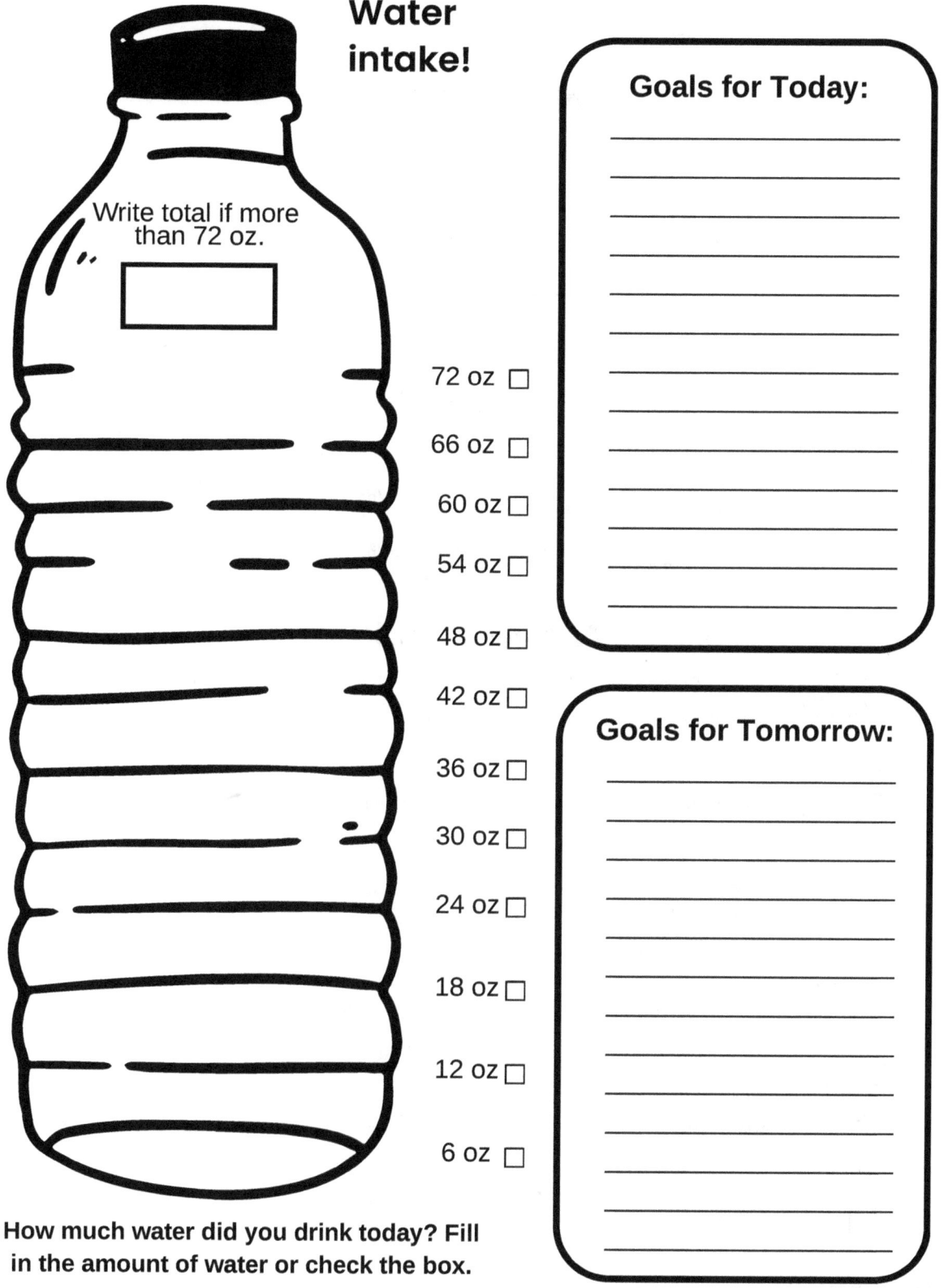

Date: _____

Nourish Log

__:__ am/pm _____ __:__ am/pm _____

__:__ am/pm _____ __:__ am/pm _____

__:__ am/pm _____ __:__ am/pm _____

__:__ am/pm _____ __:__ am/pm _____

__:__ am/pm _____ __:__ am/pm _____

__:__ am/pm _____ __:__ am/pm _____

__:__ am/pm _____ __:__ am/pm _____

__:__ am/pm _____ __:__ am/pm _____

Move Tracker

A.M.

Exercise	Time	Exercise	Time
Upper Body		Core	
Lower Body		Stretching	
Cardio		Other	

P.M.

Exercise	Time	Exercise	Time
Upper Body		Core	
Lower Body		Stretching	
Cardio		Other	

©2024 Tyson Canty

Water intake!

Write total if more than 72 oz.

[   ]

72 oz ☐
66 oz ☐
60 oz ☐
54 oz ☐
48 oz ☐
42 oz ☐
36 oz ☐
30 oz ☐
24 oz ☐
18 oz ☐
12 oz ☐
6 oz ☐

How much water did you drink today? Fill in the amount of water or check the box.

Goals for Today:
_____
_____
_____
_____
_____
_____
_____
_____
_____
_____
_____
_____
_____
_____
_____

Goals for Tomorrow:
_____
_____
_____
_____
_____
_____
_____
_____
_____
_____
_____
_____
_____
_____
_____

Date: _____

Nourish Log

__:__ am/pm _____ __:__ am/pm _____

__:__ am/pm _____ __:__ am/pm _____

__:__ am/pm _____ __:__ am/pm _____

__:__ am/pm _____ __:__ am/pm _____

__:__ am/pm _____ __:__ am/pm _____

__:__ am/pm _____ __:__ am/pm _____

__:__ am/pm _____ __:__ am/pm _____

__:__ am/pm _____ __:__ am/pm _____

Move Tracker

Exercise	Time	Exercise	Time
Upper Body		Core	
Lower Body		Stretching	
Cardio		Other	

Exercise	Time	Exercise	Time
Upper Body		Core	
Lower Body		Stretching	
Cardio		Other	

A.M. / P.M.

©2024 Tyson Canty

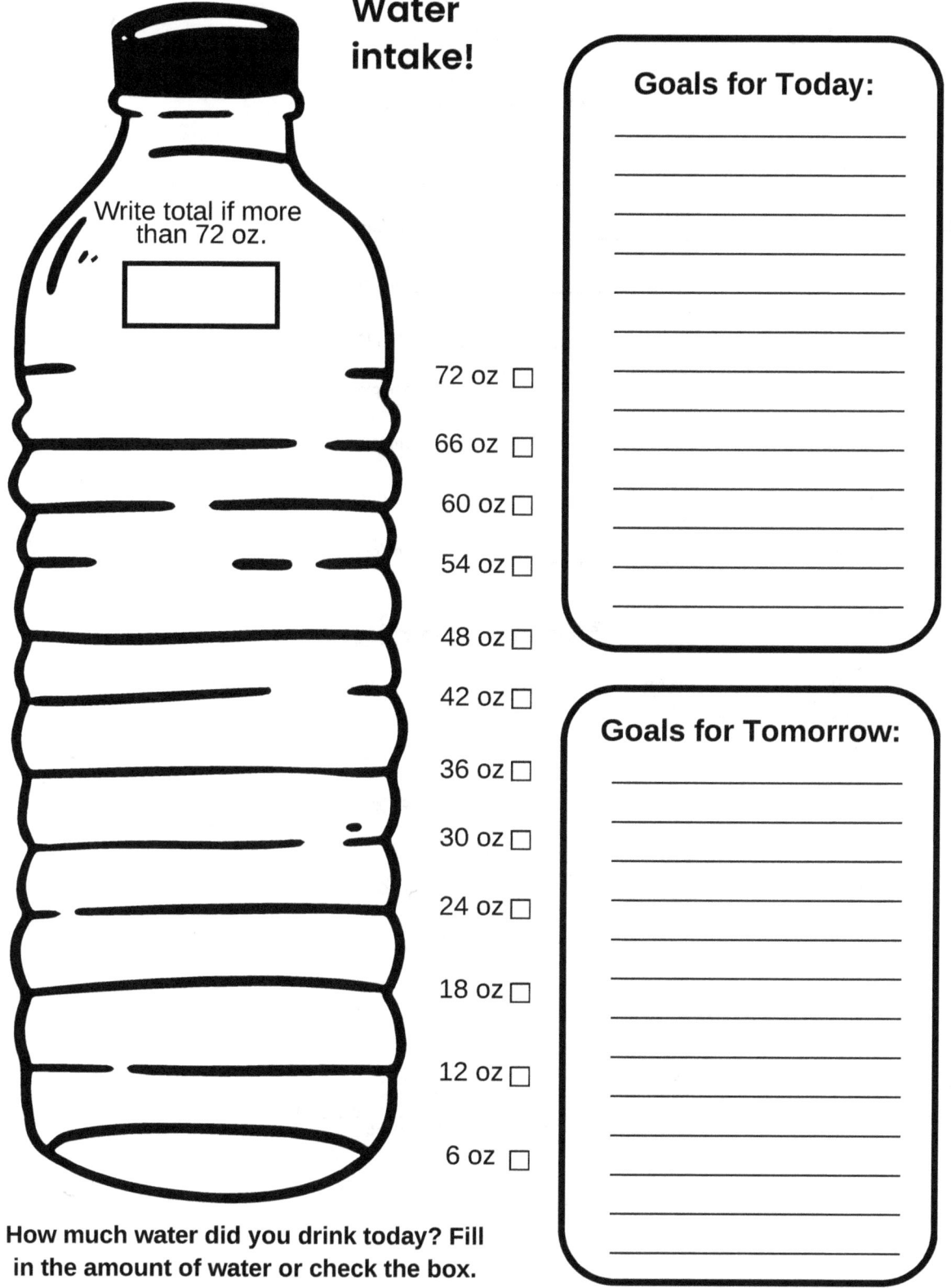

Date: _____

Nourish Log

__:__ am/pm _____ __:__ am/pm _____

__:__ am/pm _____ __:__ am/pm _____

__:__ am/pm _____ __:__ am/pm _____

__:__ am/pm _____ __:__ am/pm _____

__:__ am/pm _____ __:__ am/pm _____

__:__ am/pm _____ __:__ am/pm _____

__:__ am/pm _____ __:__ am/pm _____

__:__ am/pm _____ __:__ am/pm _____

Move Tracker

A.M.

Exercise	Time	Exercise	Time
Upper Body		Core	
Lower Body		Stretching	
Cardio		Other	

P.M.

Exercise	Time	Exercise	Time
Upper Body		Core	
Lower Body		Stretching	
Cardio		Other	

©2024 Tyson Canty

Water intake!

Write total if more than 72 oz.

[ ]

72 oz ☐
66 oz ☐
60 oz ☐
54 oz ☐
48 oz ☐
42 oz ☐
36 oz ☐
30 oz ☐
24 oz ☐
18 oz ☐
12 oz ☐
6 oz ☐

How much water did you drink today? Fill in the amount of water or check the box.

Goals for Today:
_____
_____
_____
_____
_____
_____
_____
_____
_____
_____
_____
_____
_____
_____

Goals for Tomorrow:
_____
_____
_____
_____
_____
_____
_____
_____
_____
_____
_____
_____
_____
_____

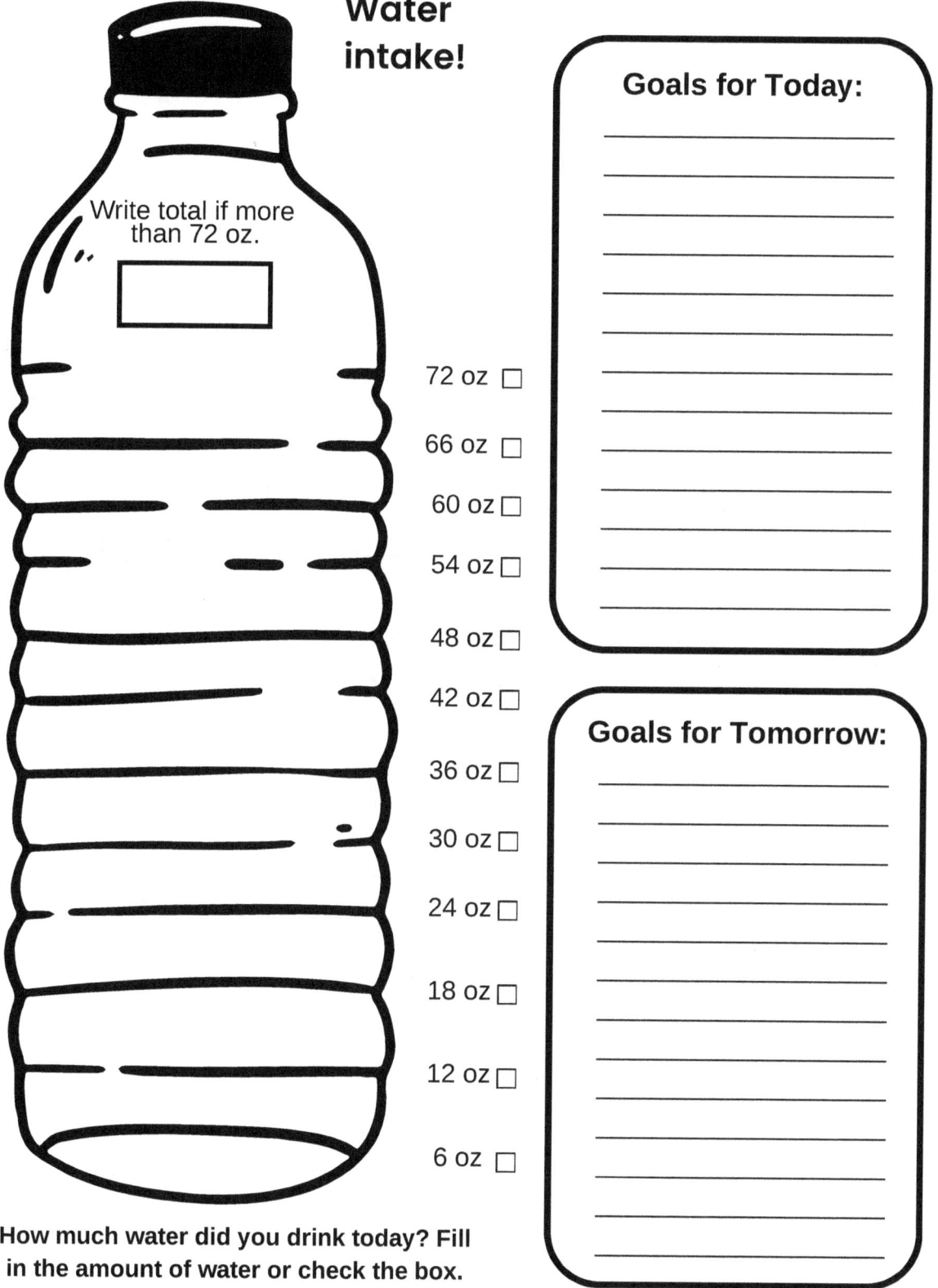

Date: _____

Nourish Log

__:__ am/pm _____   __:__ am/pm _____

__:__ am/pm _____   __:__ am/pm _____

__:__ am/pm _____   __:__ am/pm _____

__:__ am/pm _____   __:__ am/pm _____

__:__ am/pm _____   __:__ am/pm _____

__:__ am/pm _____   __:__ am/pm _____

__:__ am/pm _____   __:__ am/pm _____

__:__ am/pm _____   __:__ am/pm _____

Move Tracker

A.M.

Exercise	Time	Exercise	Time
Upper Body		Core	
Lower Body		Stretching	
Cardio		Other	

P.M.

Exercise	Time	Exercise	Time
Upper Body		Core	
Lower Body		Stretching	
Cardio		Other	

©2024 Tyson Canty

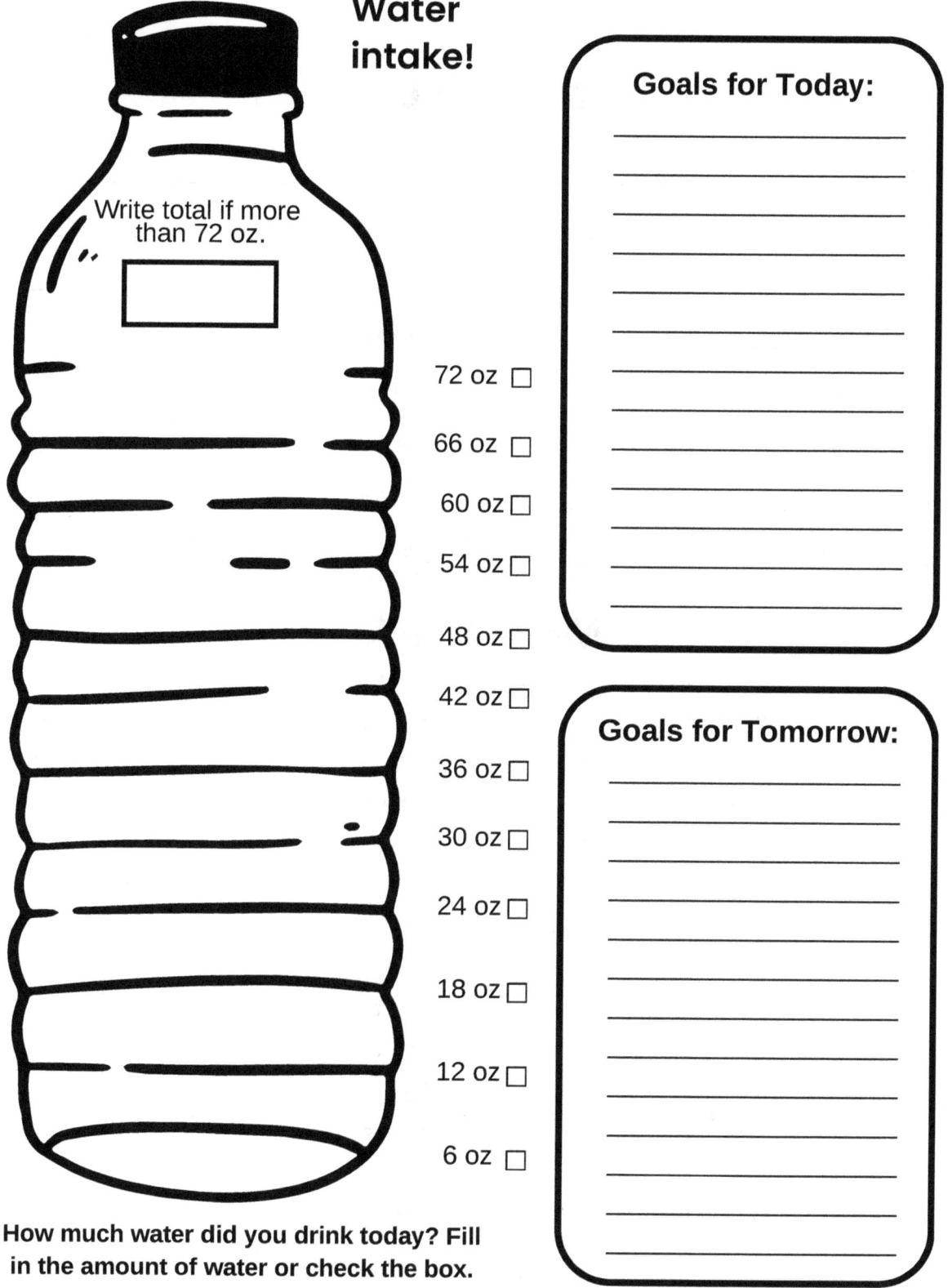

Date: _____

Nourish Log

__:__ am/pm _____   __:__ am/pm _____

__:__ am/pm _____   __:__ am/pm _____

__:__ am/pm _____   __:__ am/pm _____

__:__ am/pm _____   __:__ am/pm _____

__:__ am/pm _____   __:__ am/pm _____

__:__ am/pm _____   __:__ am/pm _____

__:__ am/pm _____   __:__ am/pm _____

__:__ am/pm _____   __:__ am/pm _____

Move Tracker

A.M.

Exercise	Time	Exercise	Time
Upper Body		Core	
Lower Body		Stretching	
Cardio		Other	

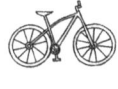
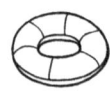

P.M.

Exercise	Time	Exercise	Time
Upper Body		Core	
Lower Body		Stretching	
Cardio		Other	

©2024 Tyson Canty

Water intake!

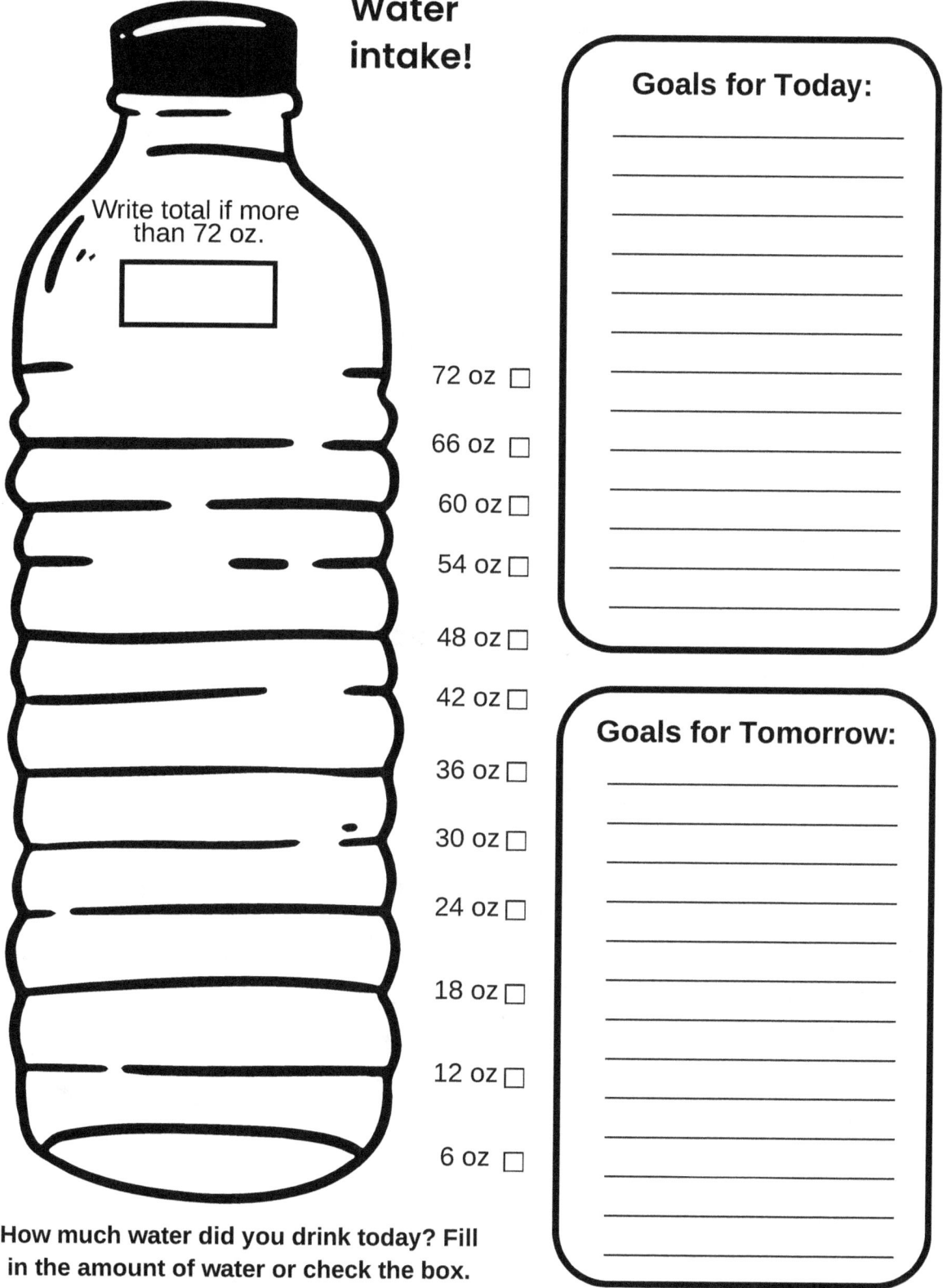

Write total if more than 72 oz.

- 72 oz ☐
- 66 oz ☐
- 60 oz ☐
- 54 oz ☐
- 48 oz ☐
- 42 oz ☐
- 36 oz ☐
- 30 oz ☐
- 24 oz ☐
- 18 oz ☐
- 12 oz ☐
- 6 oz ☐

How much water did you drink today? Fill in the amount of water or check the box.

Goals for Today:

_____
_____
_____
_____
_____
_____
_____
_____
_____
_____
_____
_____
_____

Goals for Tomorrow:

_____
_____
_____
_____
_____
_____
_____
_____
_____
_____
_____
_____
_____

Date: _____

Nourish Log

__:__ am/pm _____ __:__ am/pm _____

__:__ am/pm _____ __:__ am/pm _____

__:__ am/pm _____ __:__ am/pm _____

__:__ am/pm _____ __:__ am/pm _____

__:__ am/pm _____ __:__ am/pm _____

__:__ am/pm _____ __:__ am/pm _____

__:__ am/pm _____ __:__ am/pm _____

__:__ am/pm _____ __:__ am/pm _____

Move Tracker

	Exercise	Time	Exercise	Time
	Upper Body		Core	
	Lower Body		Stretching	
	Cardio		Other	

	Exercise	Time	Exercise	Time
	Upper Body		Core	
	Lower Body		Stretching	
	Cardio		Other	

P.M. A.M.

©2024 Tyson Canty

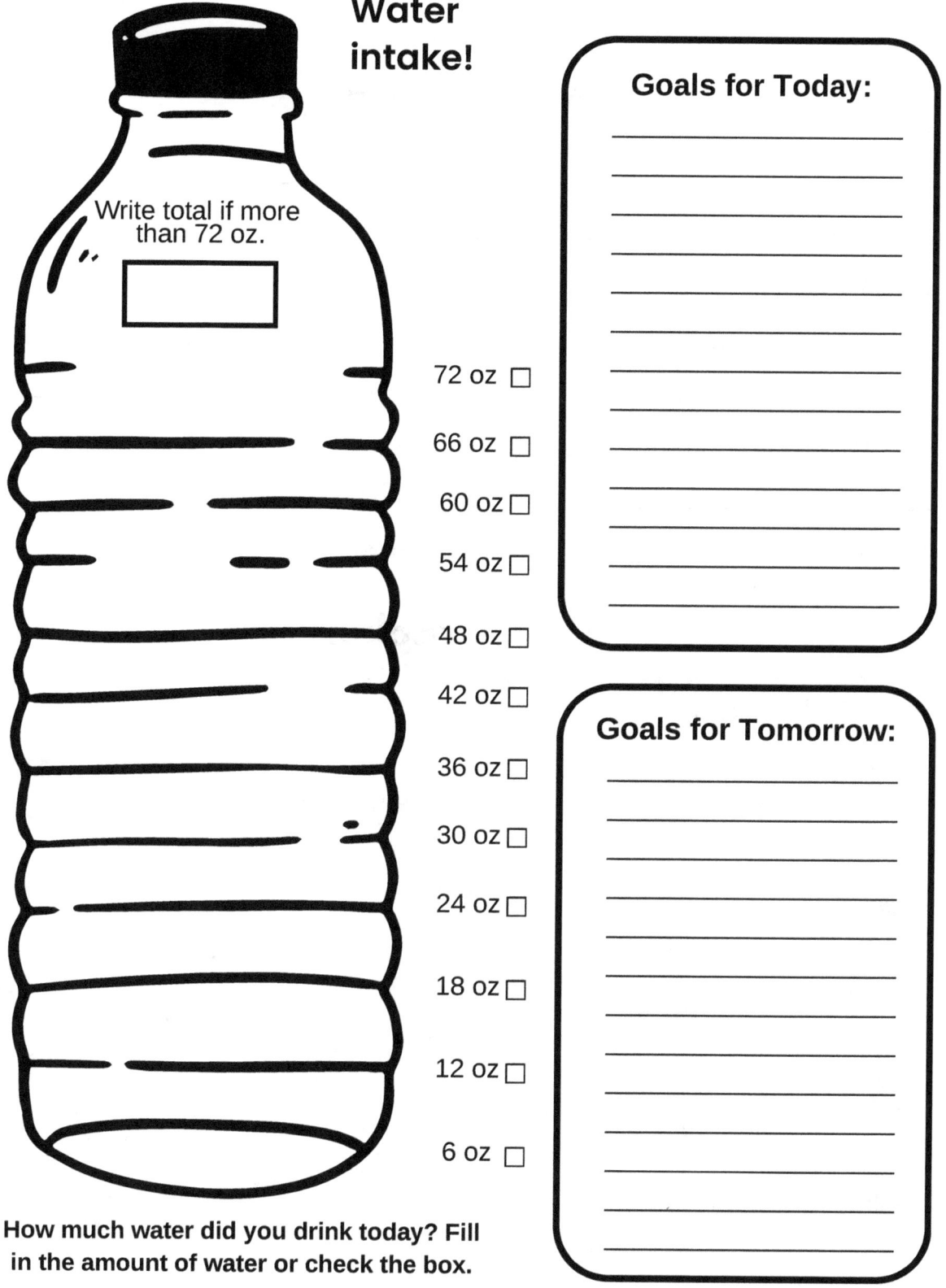

Date: _____

Nourish Log

__:__ am/pm _____ __:__ am/pm _____

__:__ am/pm _____ __:__ am/pm _____

__:__ am/pm _____ __:__ am/pm _____

__:__ am/pm _____ __:__ am/pm _____

__:__ am/pm _____ __:__ am/pm _____

__:__ am/pm _____ __:__ am/pm _____

__:__ am/pm _____ __:__ am/pm _____

__:__ am/pm _____ __:__ am/pm _____

Move Tracker

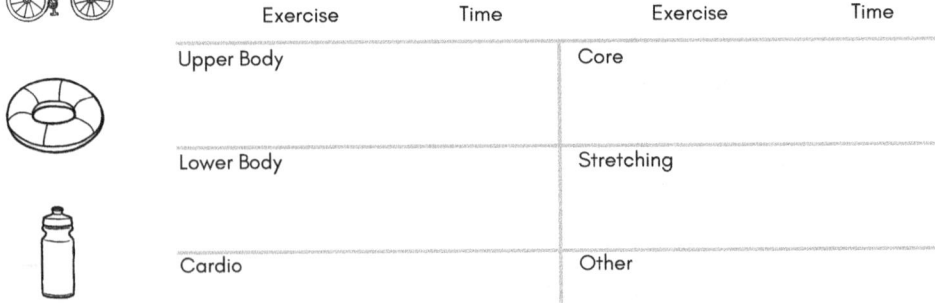

	Exercise	Time	Exercise	Time
	Upper Body		Core	
	Lower Body		Stretching	
	Cardio		Other	

	Exercise	Time	Exercise	Time
	Upper Body		Core	
	Lower Body		Stretching	
	Cardio		Other	

P.M. A.M.

©2024 Tyson Canty

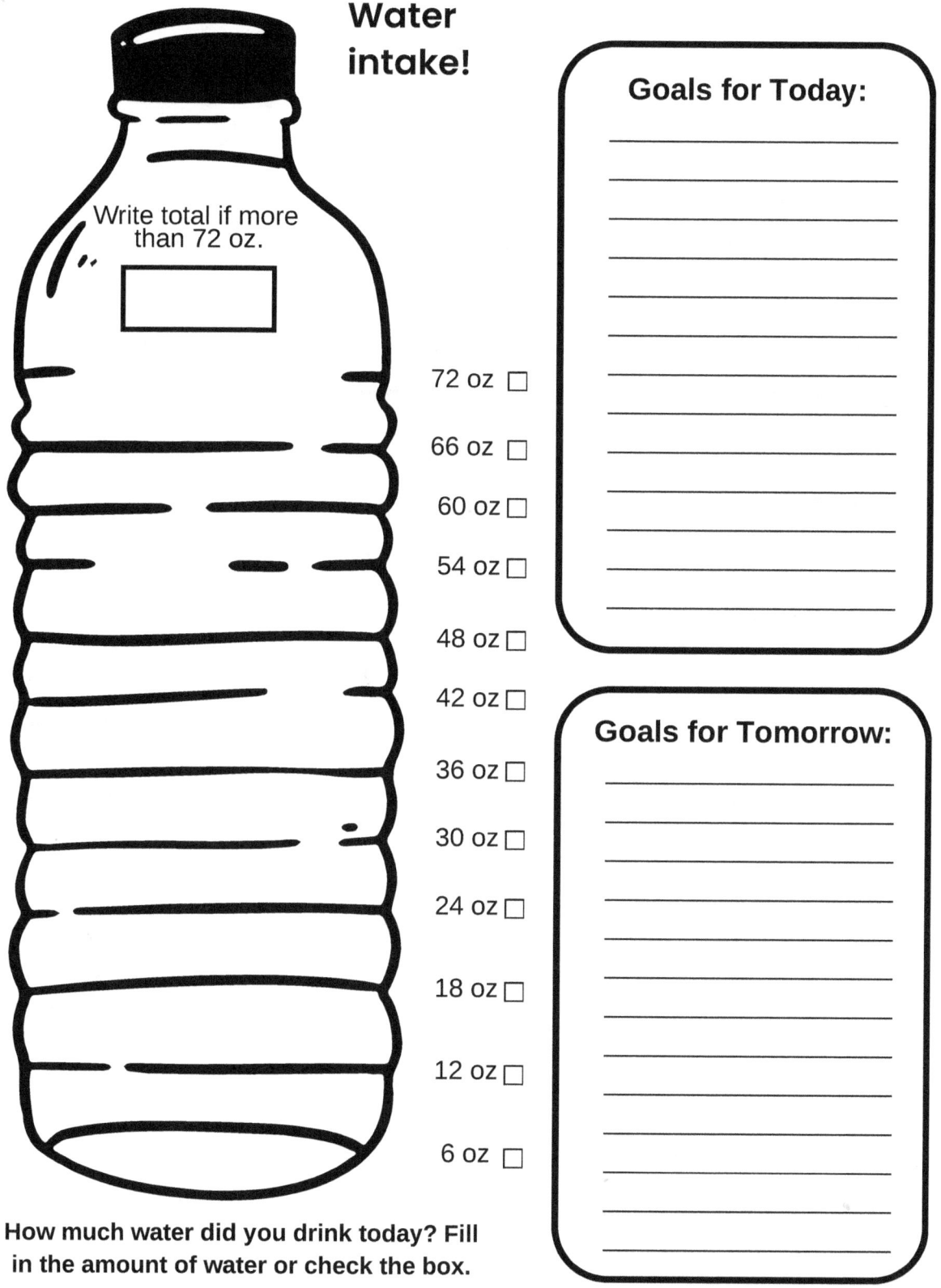

Date: _____

Nourish Log

__:___am/pm _____   __:___am/pm _____

__:___am/pm _____   __:___am/pm _____

__:___am/pm _____   __:___am/pm _____

__:___am/pm _____   __:___am/pm _____

__:___am/pm _____   __:___am/pm _____

__:___am/pm _____   __:___am/pm _____

__:___am/pm _____   __:___am/pm _____

__:___am/pm _____   __:___am/pm _____

Move Tracker

A.M.

Exercise	Time	Exercise	Time
Upper Body		Core	
Lower Body		Stretching	
Cardio		Other	

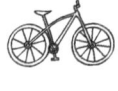
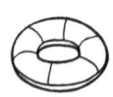
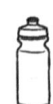

P.M.

Exercise	Time	Exercise	Time
Upper Body		Core	
Lower Body		Stretching	
Cardio		Other	

©2024 Tyson Canty

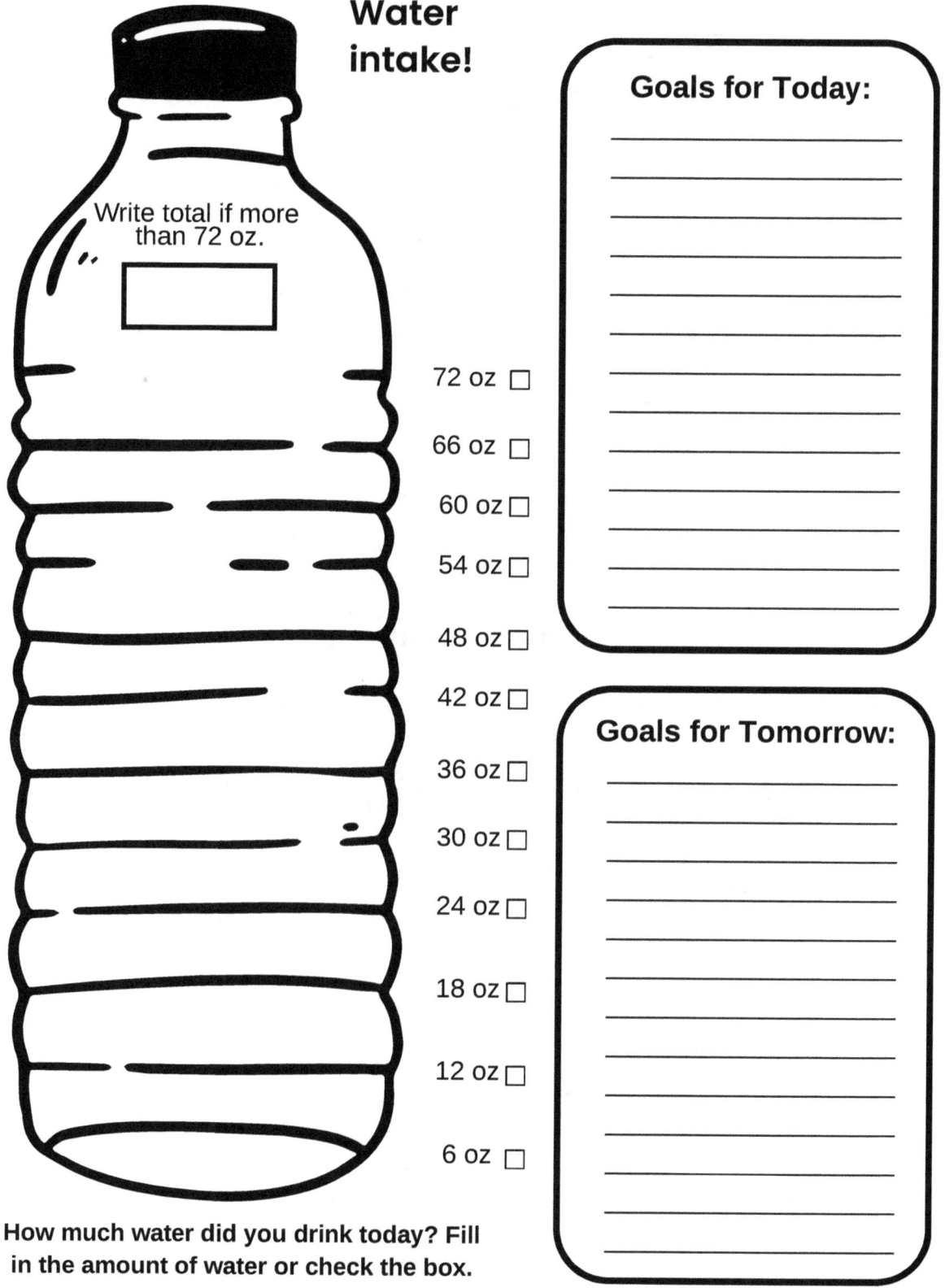

Date: _____

Nourish Log

__:__ am/pm _____   __:__ am/pm _____

__:__ am/pm _____   __:__ am/pm _____

__:__ am/pm _____   __:__ am/pm _____

__:__ am/pm _____   __:__ am/pm _____

__:__ am/pm _____   __:__ am/pm _____

__:__ am/pm _____   __:__ am/pm _____

__:__ am/pm _____   __:__ am/pm _____

__:__ am/pm _____   __:__ am/pm _____

Move Tracker

Exercise	Time	Exercise	Time
Upper Body		Core	
Lower Body		Stretching	
Cardio		Other	

Exercise	Time	Exercise	Time
Upper Body		Core	
Lower Body		Stretching	
Cardio		Other	

P.M. A.M.

©2024 Tyson Canty

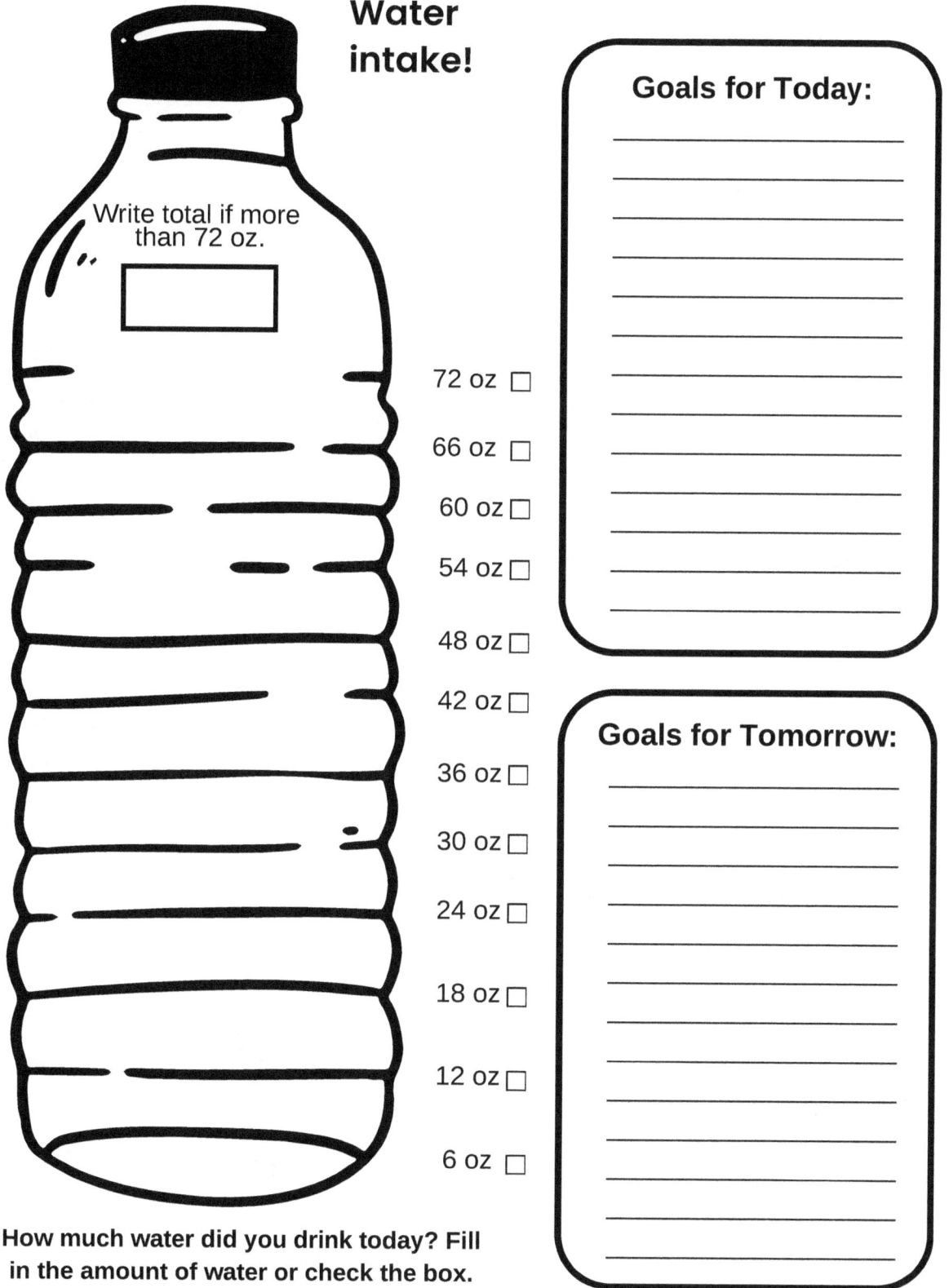

Date: _____

Nourish Log

__:__ am/pm _____ __:__ am/pm _____

__:__ am/pm _____ __:__ am/pm _____

__:__ am/pm _____ __:__ am/pm _____

__:__ am/pm _____ __:__ am/pm _____

__:__ am/pm _____ __:__ am/pm _____

__:__ am/pm _____ __:__ am/pm _____

__:__ am/pm _____ __:__ am/pm _____

__:__ am/pm _____ __:__ am/pm _____

Move Tracker

A.M.

	Exercise	Time	Exercise	Time
	Upper Body		Core	
	Lower Body		Stretching	
	Cardio		Other	

P.M.

	Exercise	Time	Exercise	Time
	Upper Body		Core	
	Lower Body		Stretching	
	Cardio		Other	

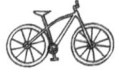
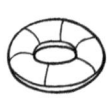
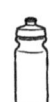

©2024 Tyson Canty

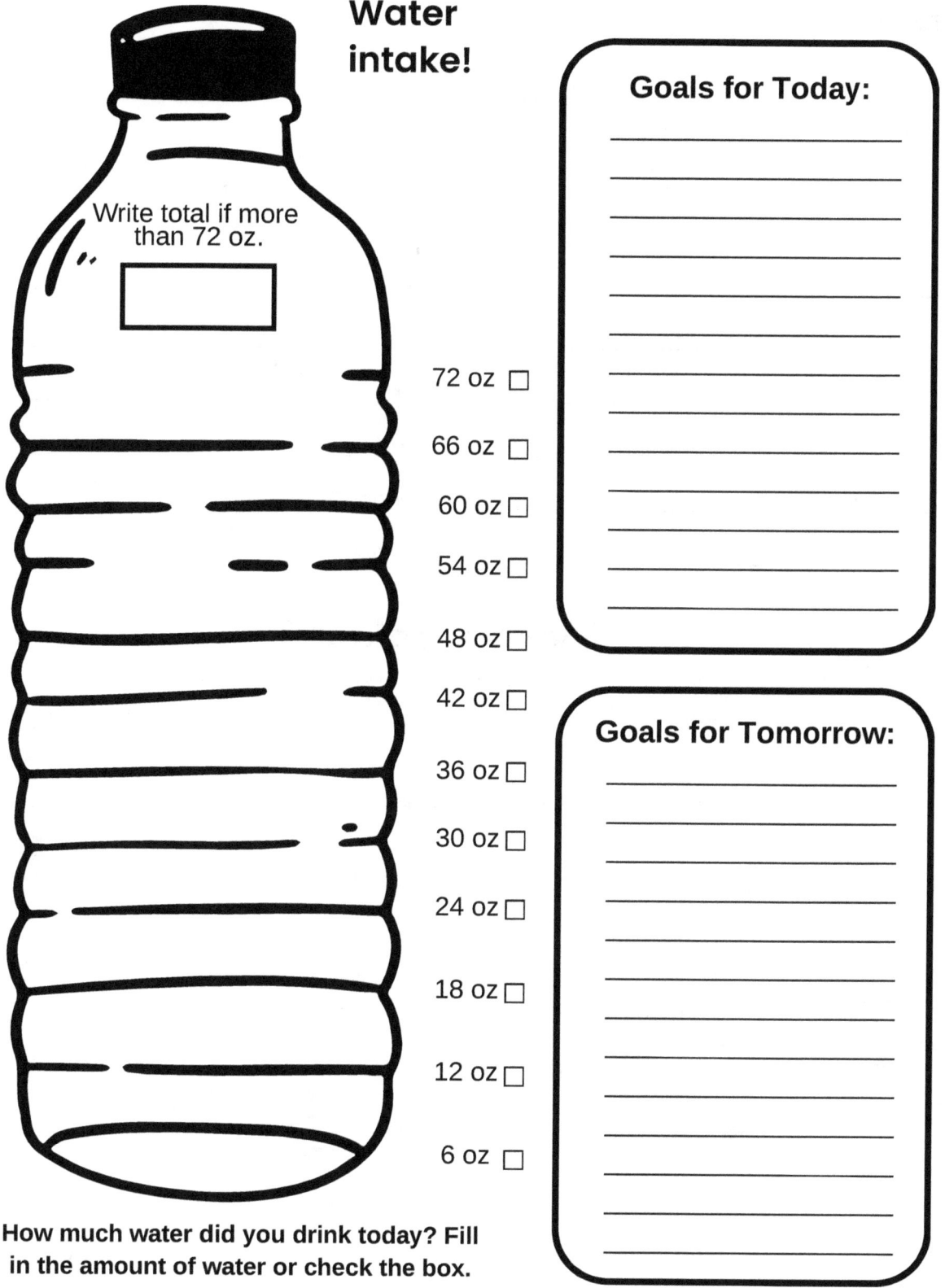

Date: _____

Nourish Log

__:__ am/pm _____   __:__ am/pm _____

__:__ am/pm _____   __:__ am/pm _____

__:__ am/pm _____   __:__ am/pm _____

__:__ am/pm _____   __:__ am/pm _____

__:__ am/pm _____   __:__ am/pm _____

__:__ am/pm _____   __:__ am/pm _____

__:__ am/pm _____   __:__ am/pm _____

__:__ am/pm _____   __:__ am/pm _____

Move Tracker

A.M.

Exercise	Time	Exercise	Time
Upper Body		Core	
Lower Body		Stretching	
Cardio		Other	

P.M.

Exercise	Time	Exercise	Time
Upper Body		Core	
Lower Body		Stretching	
Cardio		Other	

©2024 Tyson Canty

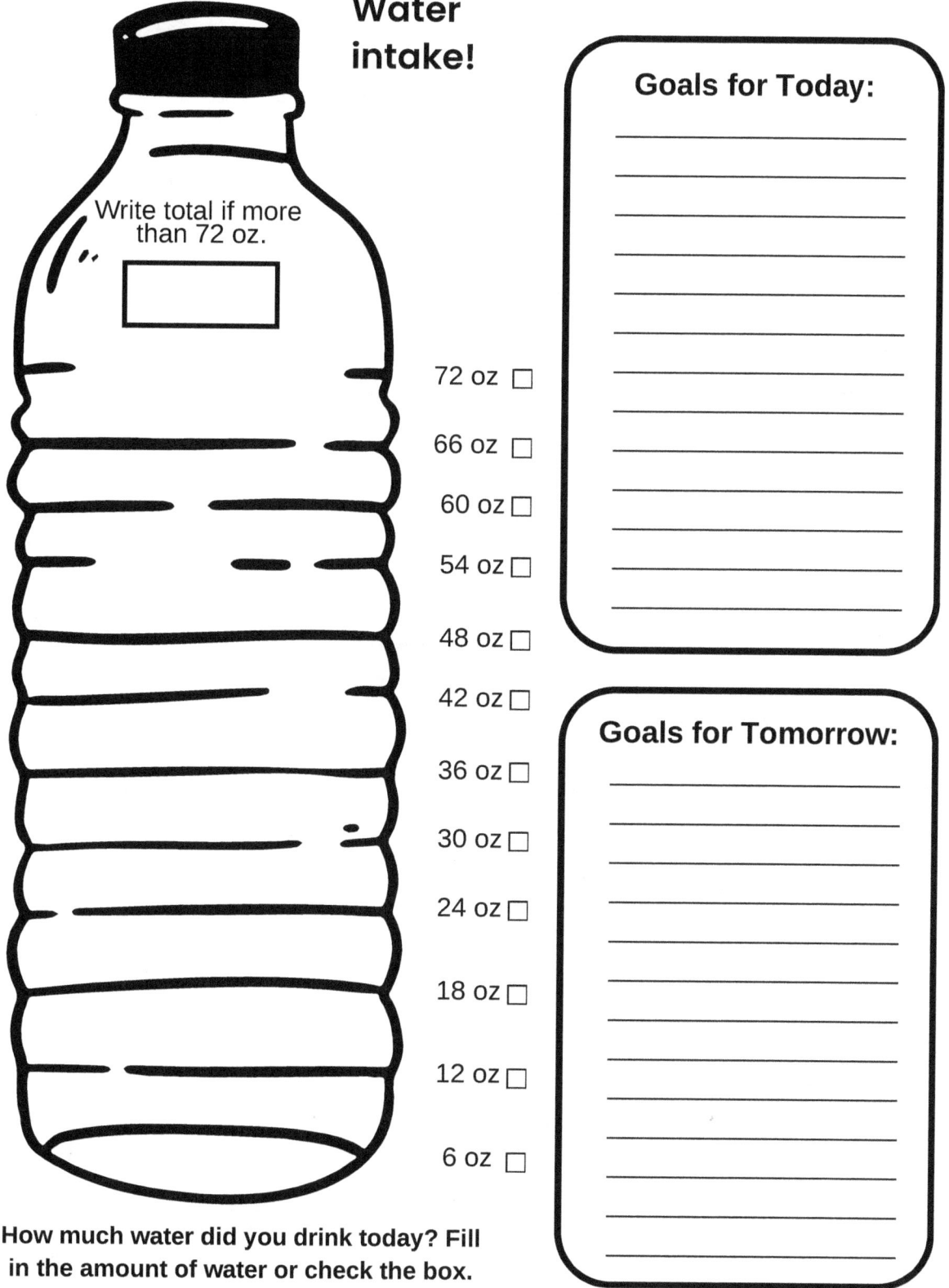

Date: _____

Nourish Log

__:__ am/pm _____ __:__ am/pm _____

__:__ am/pm _____ __:__ am/pm _____

__:__ am/pm _____ __:__ am/pm _____

__:__ am/pm _____ __:__ am/pm _____

__:__ am/pm _____ __:__ am/pm _____

__:__ am/pm _____ __:__ am/pm _____

__:__ am/pm _____ __:__ am/pm _____

__:__ am/pm _____ __:__ am/pm _____

Move Tracker

A.M.

Exercise	Time	Exercise	Time
Upper Body		Core	
Lower Body		Stretching	
Cardio		Other	

P.M.

Exercise	Time	Exercise	Time
Upper Body		Core	
Lower Body		Stretching	
Cardio		Other	

©2024 Tyson Canty

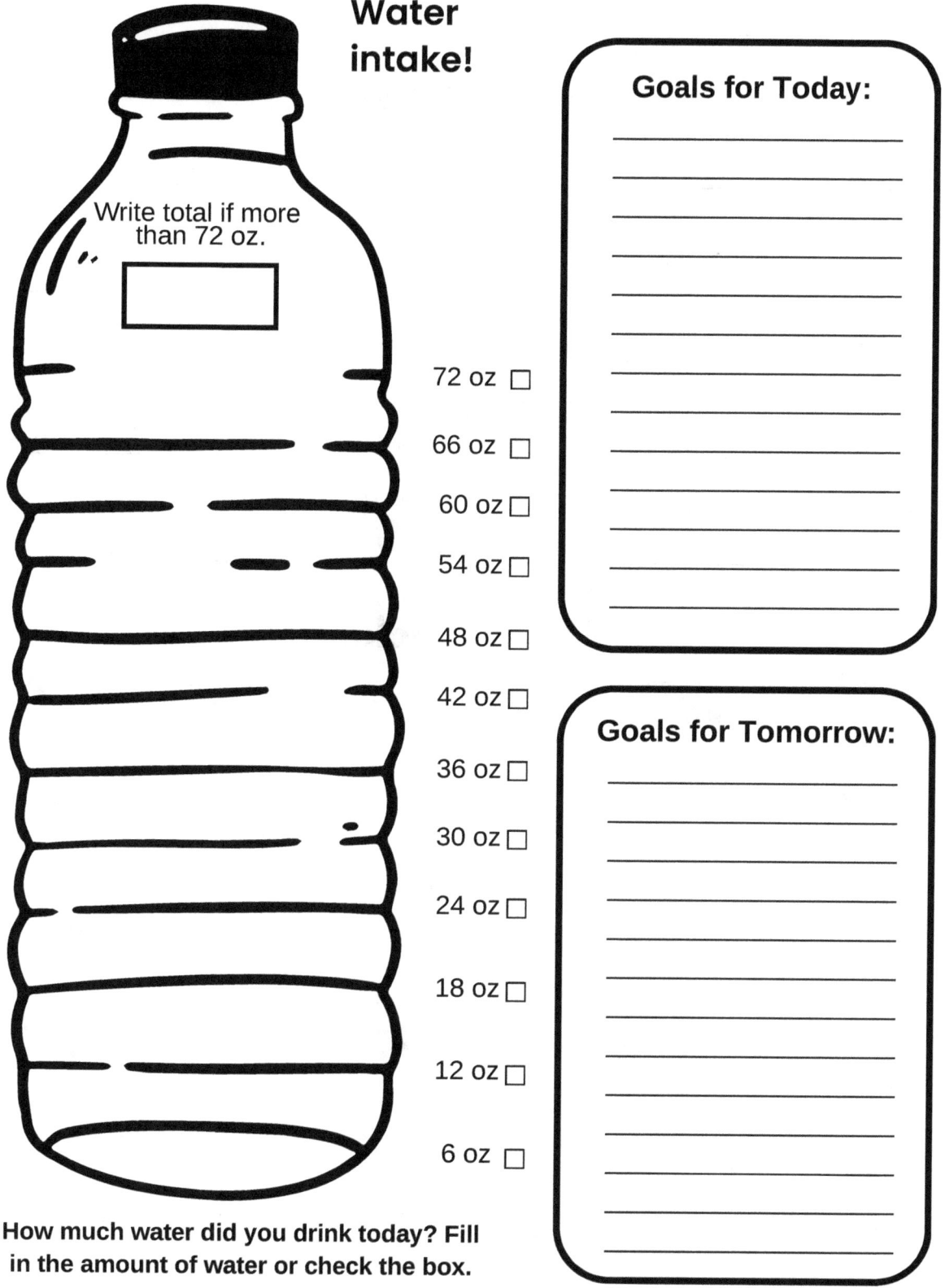

Date: _____

Nourish Log

__:__ am/pm _____   __:__ am/pm _____

__:__ am/pm _____   __:__ am/pm _____

__:__ am/pm _____   __:__ am/pm _____

__:__ am/pm _____   __:__ am/pm _____

__:__ am/pm _____   __:__ am/pm _____

__:__ am/pm _____   __:__ am/pm _____

__:__ am/pm _____   __:__ am/pm _____

__:__ am/pm _____   __:__ am/pm _____

Move Tracker

A.M.

Exercise	Time	Exercise	Time
Upper Body		Core	
Lower Body		Stretching	
Cardio		Other	

P.M.

Exercise	Time	Exercise	Time
Upper Body		Core	
Lower Body		Stretching	
Cardio		Other	

©2024 Tyson Canty

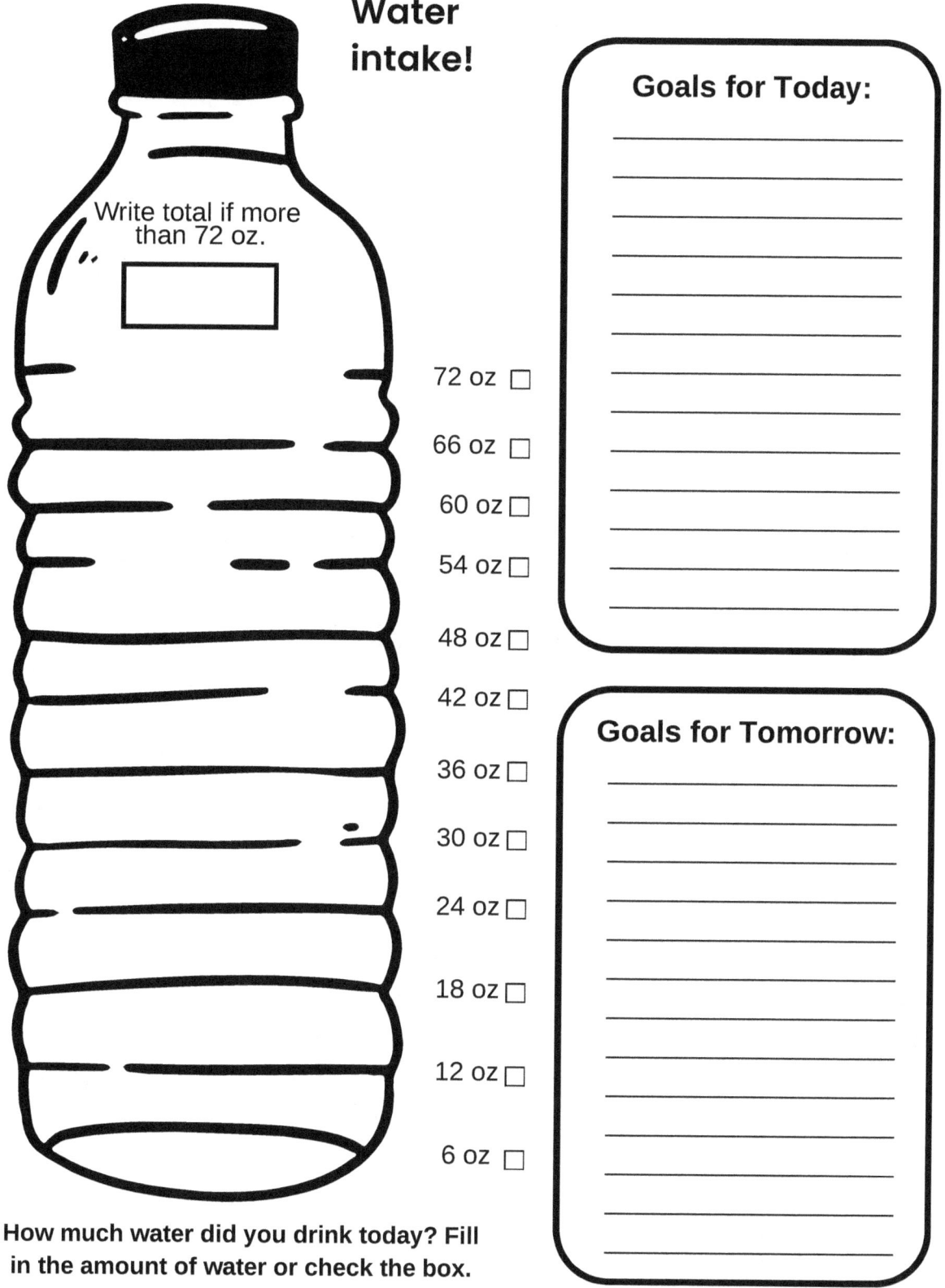

Water intake!

Write total if more than 72 oz.

- 72 oz ☐
- 66 oz ☐
- 60 oz ☐
- 54 oz ☐
- 48 oz ☐
- 42 oz ☐
- 36 oz ☐
- 30 oz ☐
- 24 oz ☐
- 18 oz ☐
- 12 oz ☐
- 6 oz ☐

How much water did you drink today? Fill in the amount of water or check the box.

Goals for Today:
_____
_____
_____
_____
_____
_____
_____
_____
_____
_____
_____
_____
_____

Goals for Tomorrow:
_____
_____
_____
_____
_____
_____
_____
_____
_____
_____
_____
_____
_____

Date: _____

Nourish Log

__:__ am/pm _____   __:__ am/pm _____

__:__ am/pm _____   __:__ am/pm _____

__:__ am/pm _____   __:__ am/pm _____

__:__ am/pm _____   __:__ am/pm _____

__:__ am/pm _____   __:__ am/pm _____

__:__ am/pm _____   __:__ am/pm _____

__:__ am/pm _____   __:__ am/pm _____

__:__ am/pm _____   __:__ am/pm _____

Move Tracker

A.M.

Exercise	Time	Exercise	Time
Upper Body		Core	
Lower Body		Stretching	
Cardio		Other	

P.M.

Exercise	Time	Exercise	Time
Upper Body		Core	
Lower Body		Stretching	
Cardio		Other	

©2024 Tyson Canty

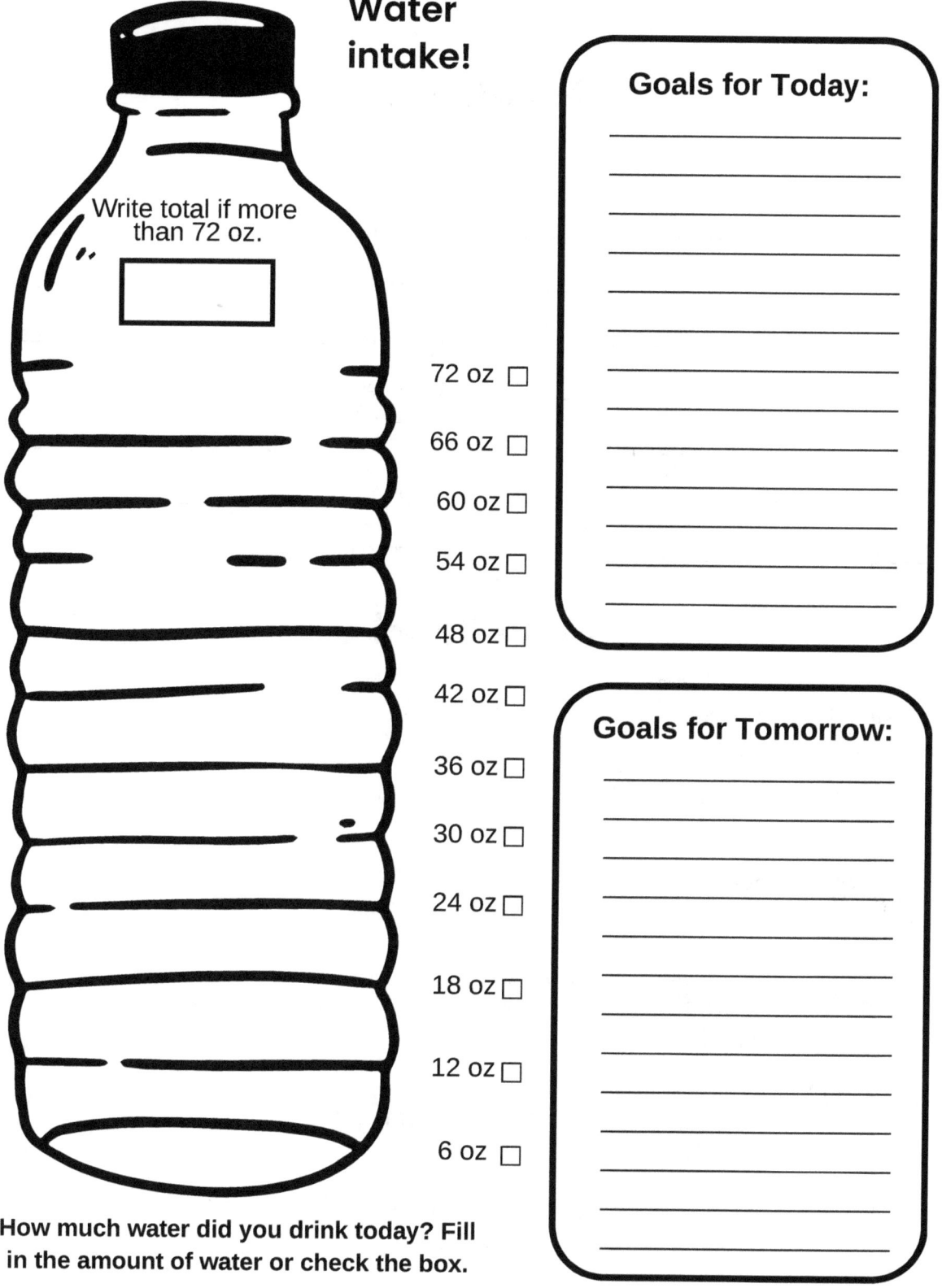

Date: _____

Nourish Log

__:__ am/pm _____ __:__ am/pm _____

__:__ am/pm _____ __:__ am/pm _____

__:__ am/pm _____ __:__ am/pm _____

__:__ am/pm _____ __:__ am/pm _____

__:__ am/pm _____ __:__ am/pm _____

__:__ am/pm _____ __:__ am/pm _____

__:__ am/pm _____ __:__ am/pm _____

__:__ am/pm _____ __:__ am/pm _____

Move Tracker

	Exercise	Time	Exercise	Time
	Upper Body		Core	
	Lower Body		Stretching	
	Cardio		Other	

	Exercise	Time	Exercise	Time
	Upper Body		Core	
	Lower Body		Stretching	
	Cardio		Other	

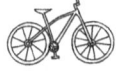
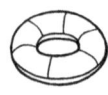
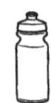

P.M. / A.M.

©2024 Tyson Canty

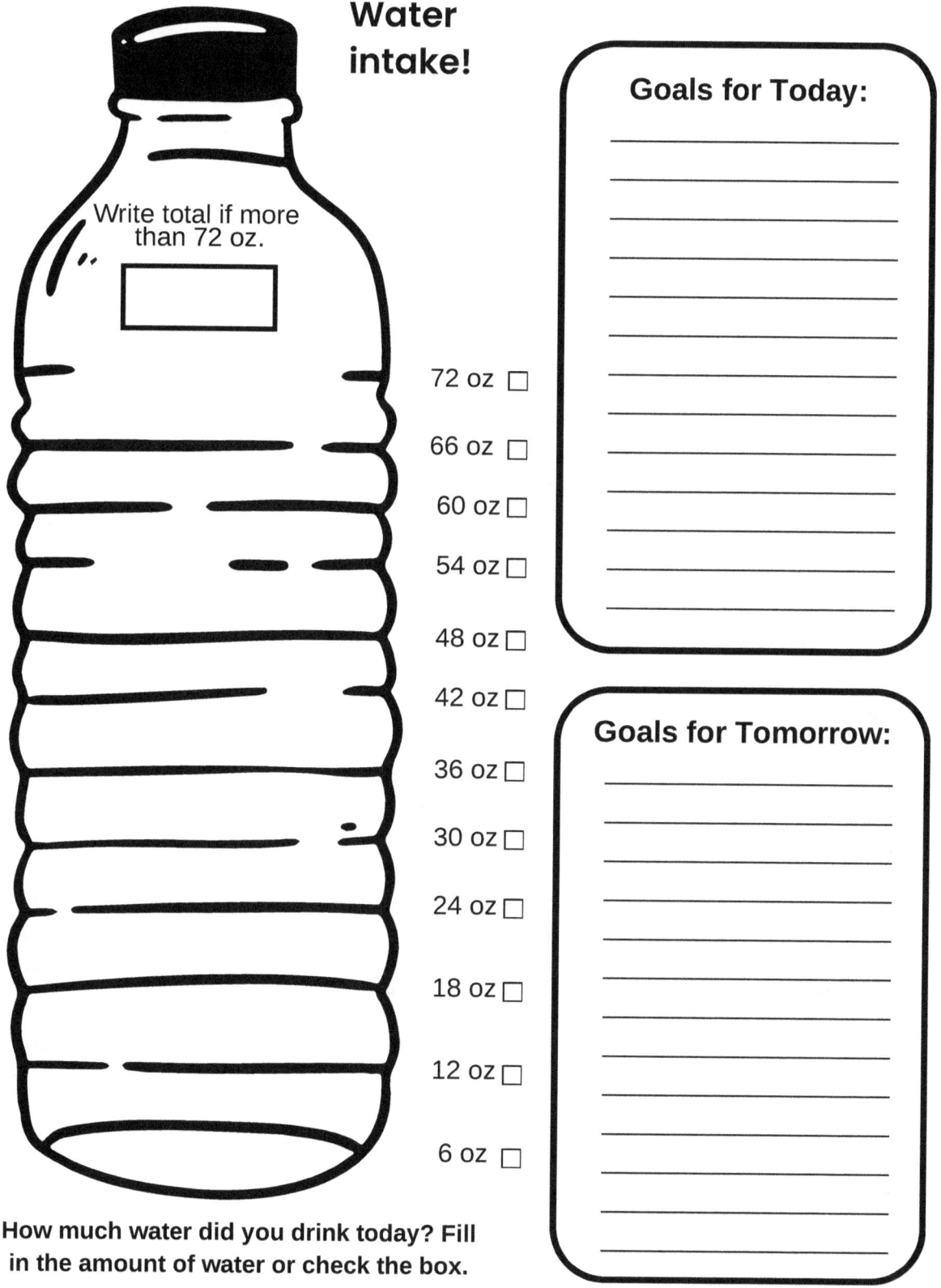

Date: _____

Nourish Log

__:__ am/pm _____   __:__ am/pm _____

__:__ am/pm _____   __:__ am/pm _____

__:__ am/pm _____   __:__ am/pm _____

__:__ am/pm _____   __:__ am/pm _____

__:__ am/pm _____   __:__ am/pm _____

__:__ am/pm _____   __:__ am/pm _____

__:__ am/pm _____   __:__ am/pm _____

__:__ am/pm _____   __:__ am/pm _____

Move Tracker

A.M.

Exercise	Time	Exercise	Time
Upper Body		Core	
Lower Body		Stretching	
Cardio		Other	

P.M.

Exercise	Time	Exercise	Time
Upper Body		Core	
Lower Body		Stretching	
Cardio		Other	

©2024 Tyson Canty

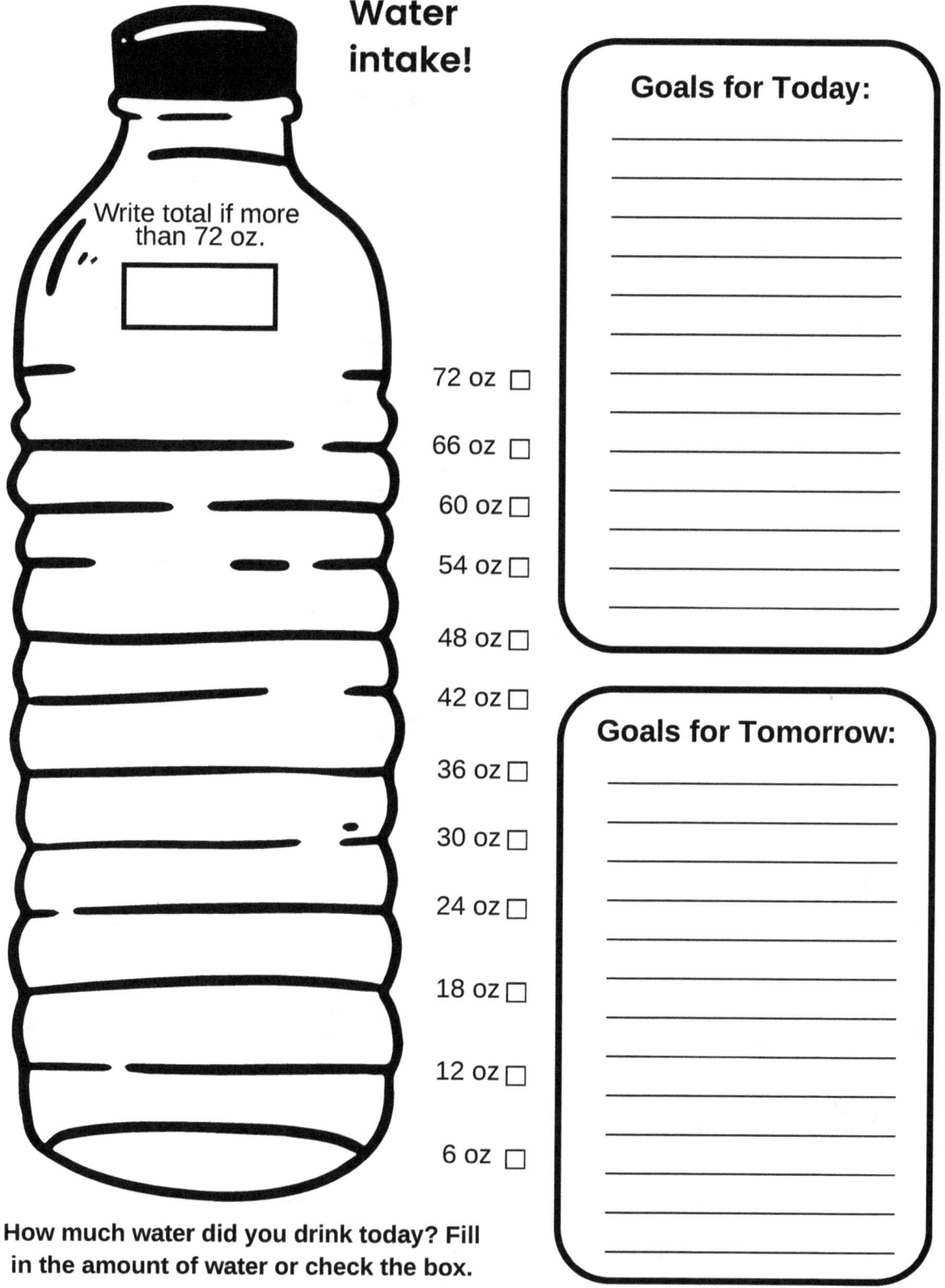

Date: _____

Nourish Log

__:__ am/pm _____ __:__ am/pm _____

__:__ am/pm _____ __:__ am/pm _____

__:__ am/pm _____ __:__ am/pm _____

__:__ am/pm _____ __:__ am/pm _____

__:__ am/pm _____ __:__ am/pm _____

__:__ am/pm _____ __:__ am/pm _____

__:__ am/pm _____ __:__ am/pm _____

__:__ am/pm _____ __:__ am/pm _____

Move Tracker

A.M.

Exercise	Time	Exercise	Time
Upper Body		Core	
Lower Body		Stretching	
Cardio		Other	

P.M.

Exercise	Time	Exercise	Time
Upper Body		Core	
Lower Body		Stretching	
Cardio		Other	

©2024 Tyson Canty

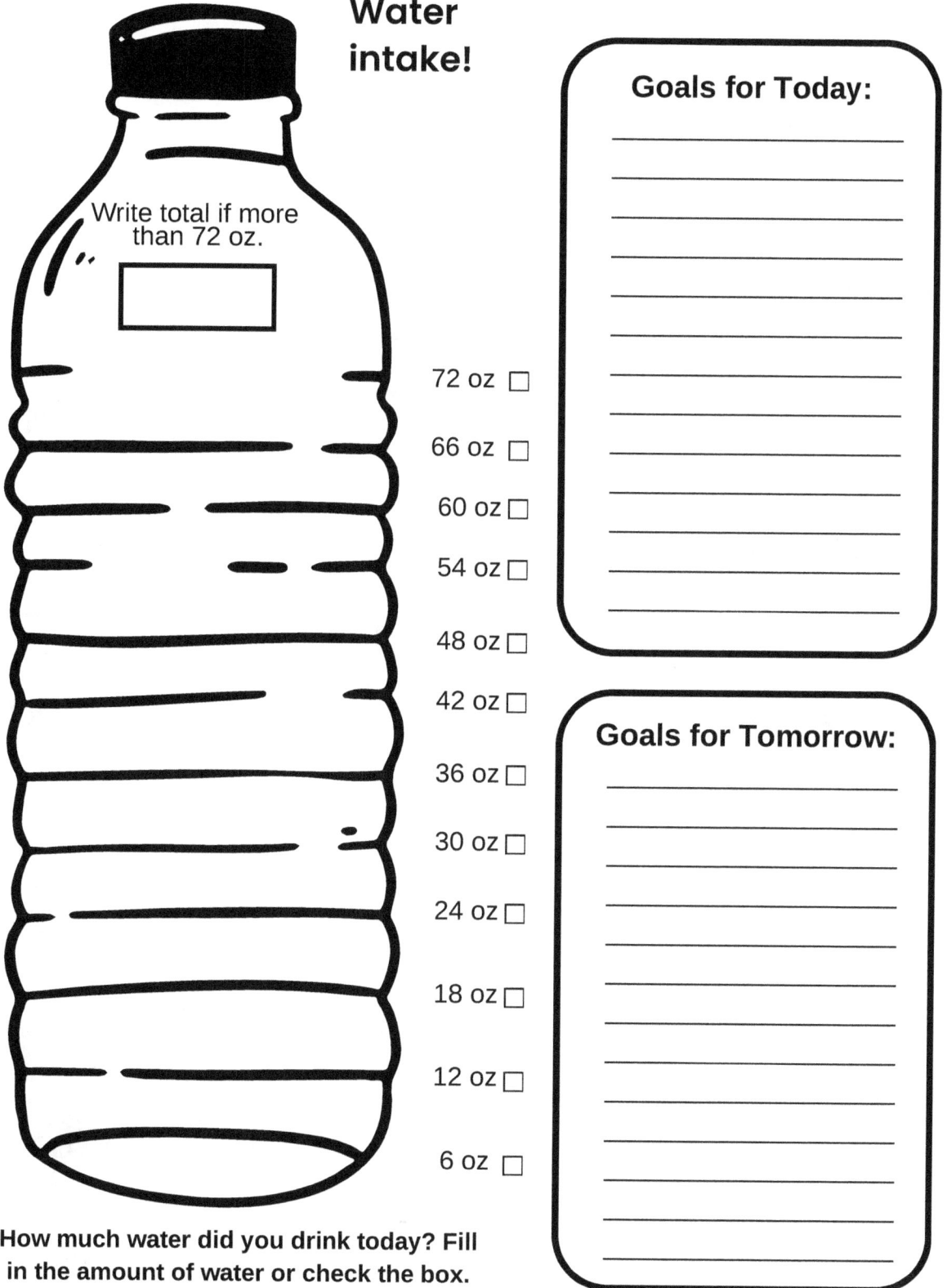

Date: _____

Nourish Log

__:__ am/pm _____   __:__ am/pm _____

__:__ am/pm _____   __:__ am/pm _____

__:__ am/pm _____   __:__ am/pm _____

__:__ am/pm _____   __:__ am/pm _____

__:__ am/pm _____   __:__ am/pm _____

__:__ am/pm _____   __:__ am/pm _____

__:__ am/pm _____   __:__ am/pm _____

__:__ am/pm _____   __:__ am/pm _____

Move Tracker

Exercise	Time	Exercise	Time
Upper Body		Core	
Lower Body		Stretching	
Cardio		Other	

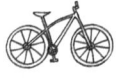

Exercise	Time	Exercise	Time
Upper Body		Core	
Lower Body		Stretching	
Cardio		Other	

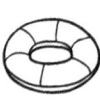

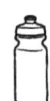

P.M. A.M.

©2024 Tyson Canty

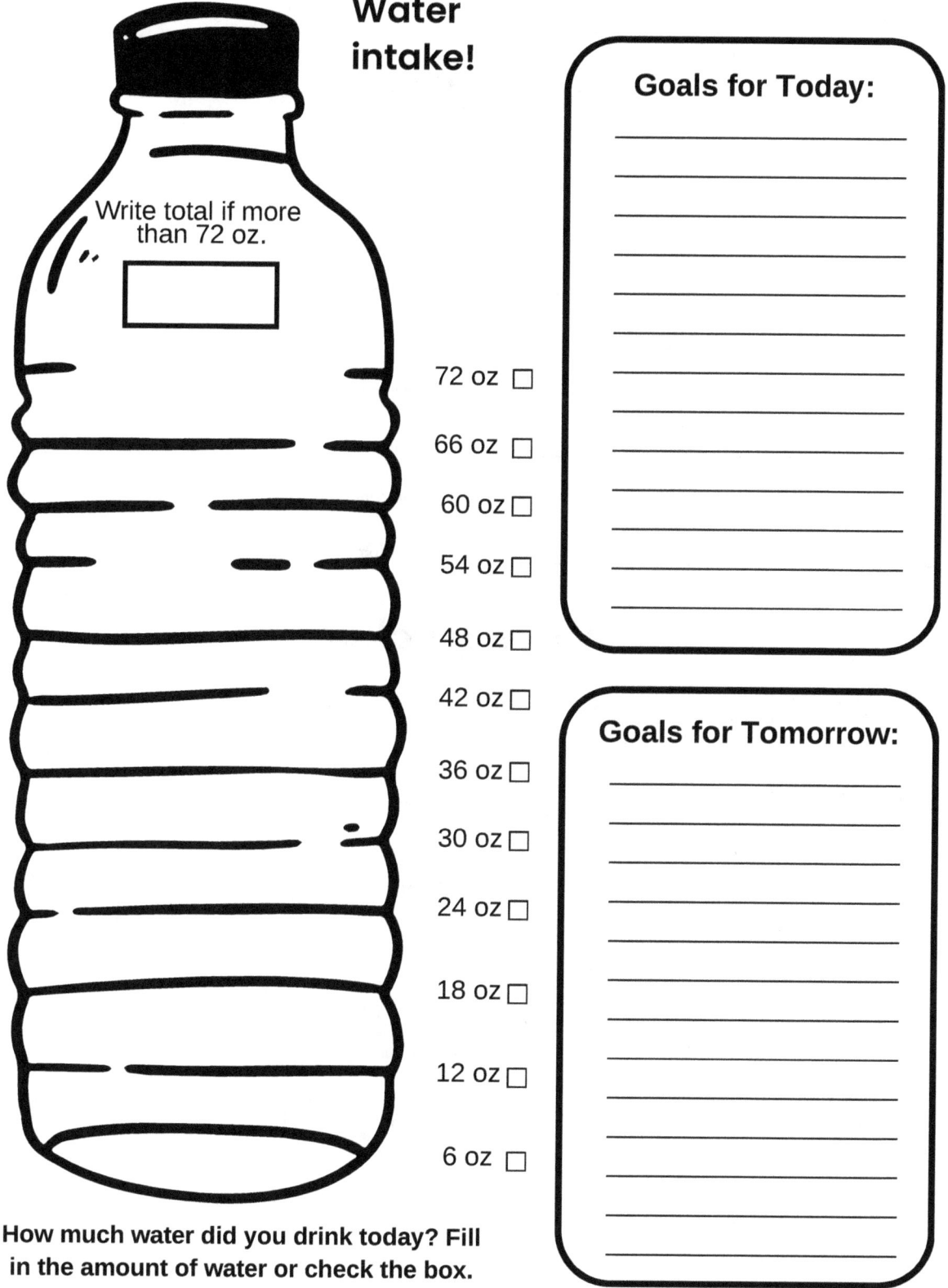

Date: _____

Nourish Log

__:___ am/pm _____   __:___ am/pm _____

__:___ am/pm _____   __:___ am/pm _____

__:___ am/pm _____   __:___ am/pm _____

__:___ am/pm _____   __:___ am/pm _____

__:___ am/pm _____   __:___ am/pm _____

__:___ am/pm _____   __:___ am/pm _____

__:___ am/pm _____   __:___ am/pm _____

__:___ am/pm _____   __:___ am/pm _____

Move Tracker

Exercise	Time	Exercise	Time
Upper Body		Core	
Lower Body		Stretching	
Cardio		Other	

Exercise	Time	Exercise	Time
Upper Body		Core	
Lower Body		Stretching	
Cardio		Other	

P.M. A.M.

©2024 Tyson Canty

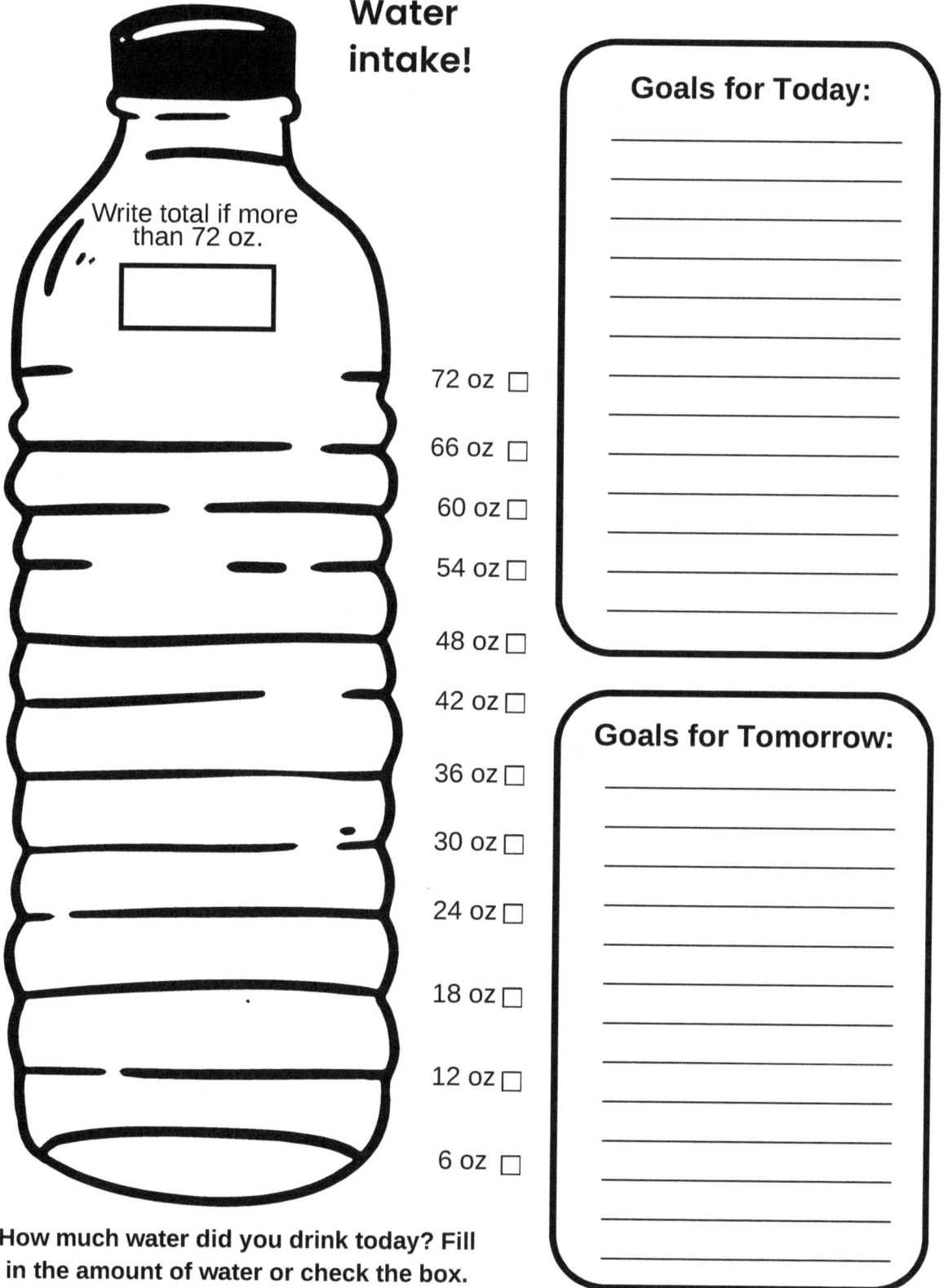

Date: _____

Nourish Log

__:__ am/pm _____   __:__ am/pm _____

__:__ am/pm _____   __:__ am/pm _____

__:__ am/pm _____   __:__ am/pm _____

__:__ am/pm _____   __:__ am/pm _____

__:__ am/pm _____   __:__ am/pm _____

__:__ am/pm _____   __:__ am/pm _____

__:__ am/pm _____   __:__ am/pm _____

__:__ am/pm _____   __:__ am/pm _____

Move Tracker

Exercise	Time	Exercise	Time
Upper Body		Core	
Lower Body		Stretching	
Cardio		Other	

Exercise	Time	Exercise	Time
Upper Body		Core	
Lower Body		Stretching	
Cardio		Other	

A.M.

P.M.

©2024 Tyson Canty

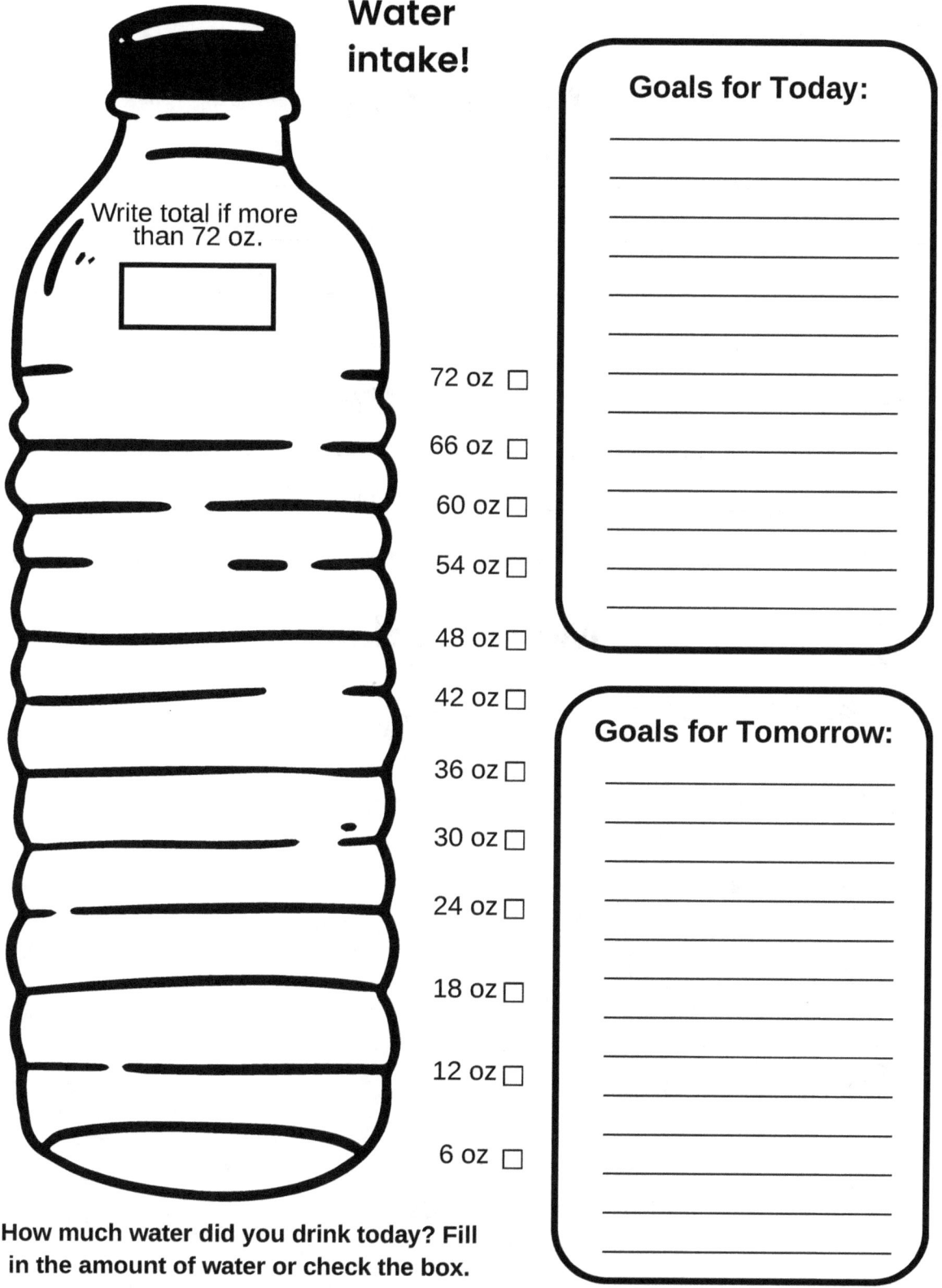

Date: _____

Nourish Log

__:__ am/pm _____   __:__ am/pm _____

__:__ am/pm _____   __:__ am/pm _____

__:__ am/pm _____   __:__ am/pm _____

__:__ am/pm _____   __:__ am/pm _____

__:__ am/pm _____   __:__ am/pm _____

__:__ am/pm _____   __:__ am/pm _____

__:__ am/pm _____   __:__ am/pm _____

__:__ am/pm _____   __:__ am/pm _____

Move Tracker

A.M.

Exercise	Time	Exercise	Time
Upper Body		Core	
Lower Body		Stretching	
Cardio		Other	

P.M.

Exercise	Time	Exercise	Time
Upper Body		Core	
Lower Body		Stretching	
Cardio		Other	

©2024 Tyson Canty

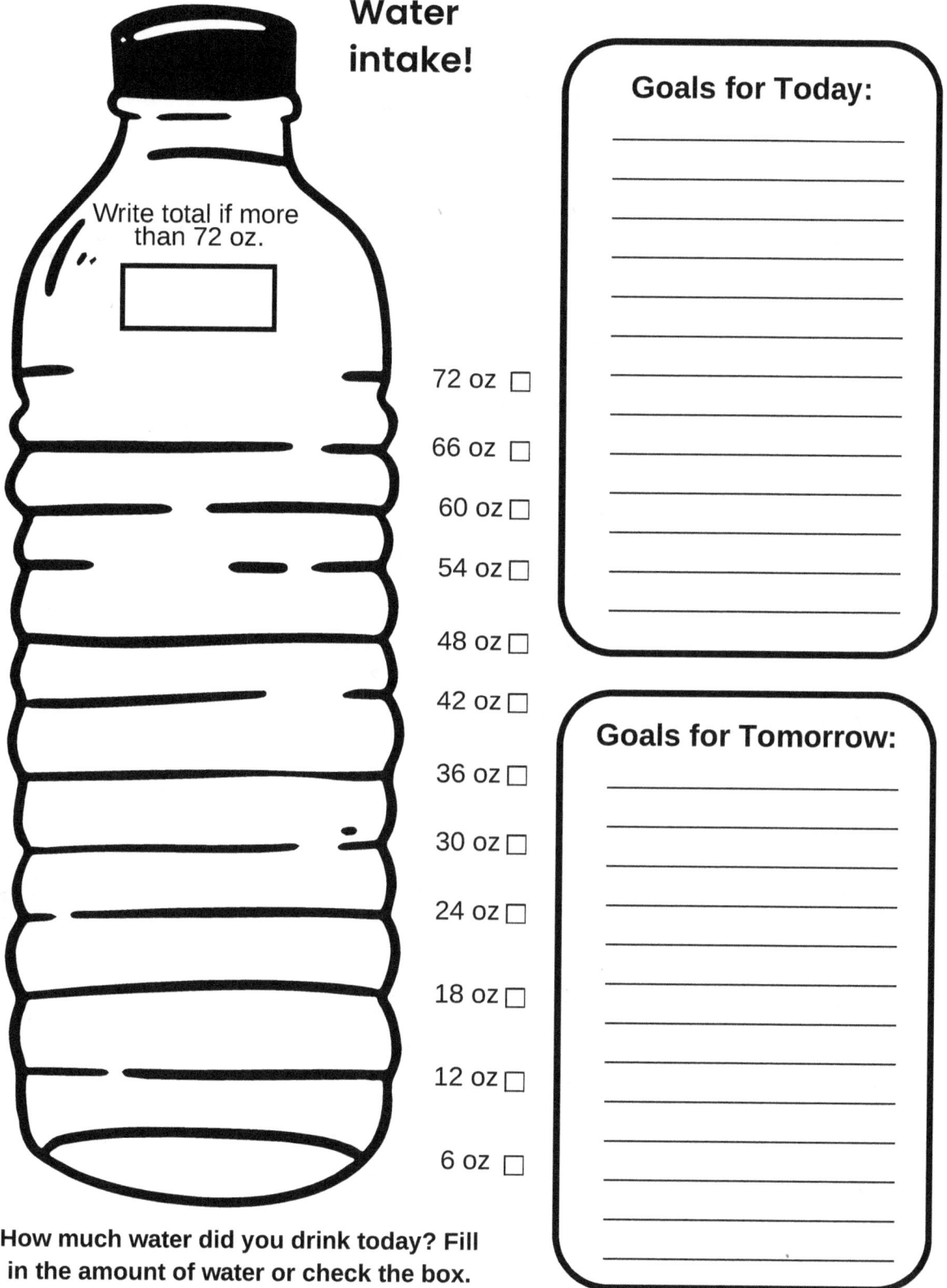

Date: _____

Nourish Log

__:__ am/pm _____ __:__ am/pm _____

__:__ am/pm _____ __:__ am/pm _____

__:__ am/pm _____ __:__ am/pm _____

__:__ am/pm _____ __:__ am/pm _____

__:__ am/pm _____ __:__ am/pm _____

__:__ am/pm _____ __:__ am/pm _____

__:__ am/pm _____ __:__ am/pm _____

__:__ am/pm _____ __:__ am/pm _____

Move Tracker

A.M.

Exercise	Time	Exercise	Time
Upper Body		Core	
Lower Body		Stretching	
Cardio		Other	

P.M.

Exercise	Time	Exercise	Time
Upper Body		Core	
Lower Body		Stretching	
Cardio		Other	

©2024 Tyson Canty

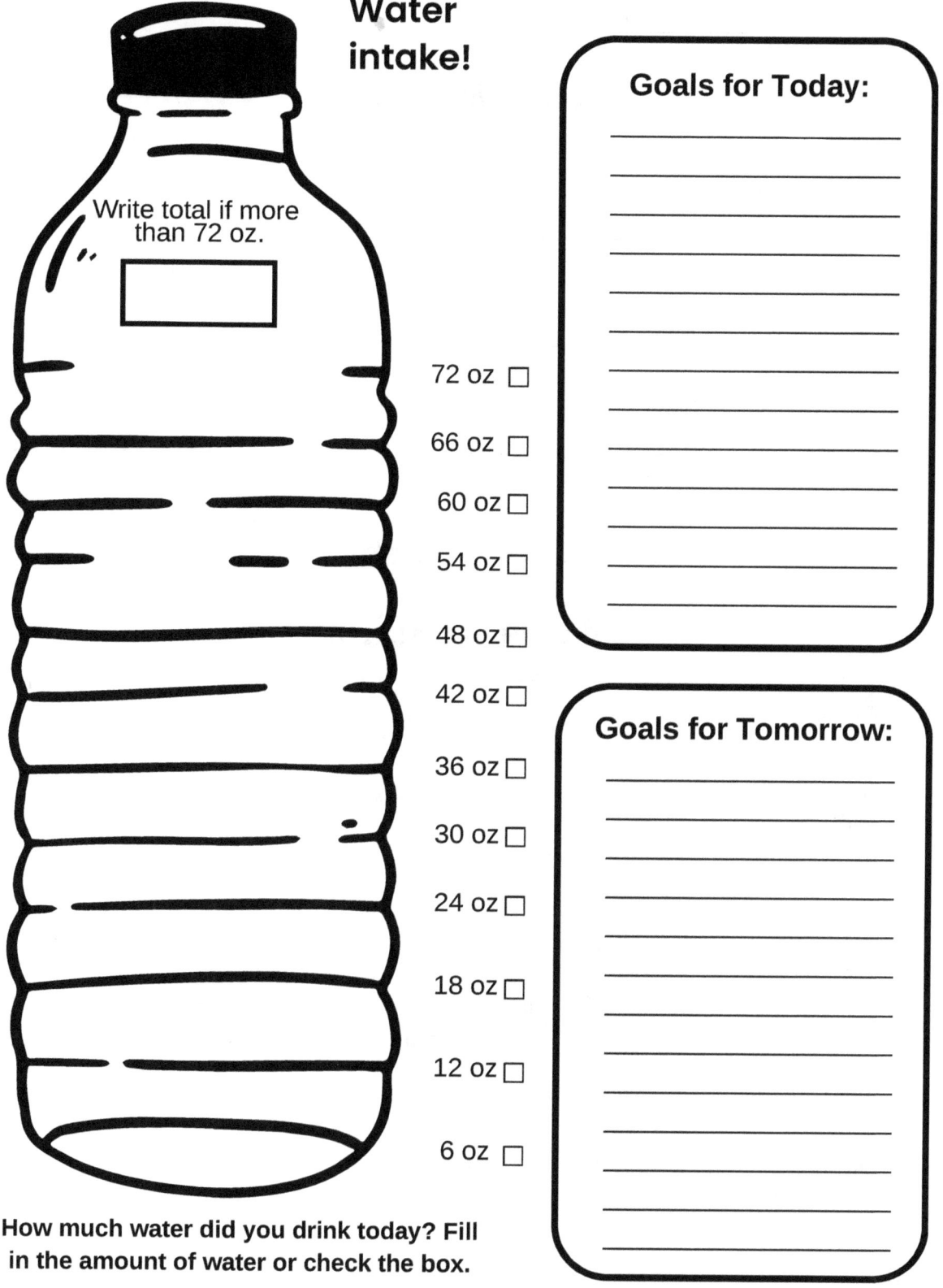

Date: _____

Nourish Log

__:__ am/pm _____   __:__ am/pm _____

__:__ am/pm _____   __:__ am/pm _____

__:__ am/pm _____   __:__ am/pm _____

__:__ am/pm _____   __:__ am/pm _____

__:__ am/pm _____   __:__ am/pm _____

__:__ am/pm _____   __:__ am/pm _____

__:__ am/pm _____   __:__ am/pm _____

__:__ am/pm _____   __:__ am/pm _____

Move Tracker

A.M.

Exercise	Time	Exercise	Time
Upper Body		Core	
Lower Body		Stretching	
Cardio		Other	

P.M.

Exercise	Time	Exercise	Time
Upper Body		Core	
Lower Body		Stretching	
Cardio		Other	

©2024 Tyson Canty

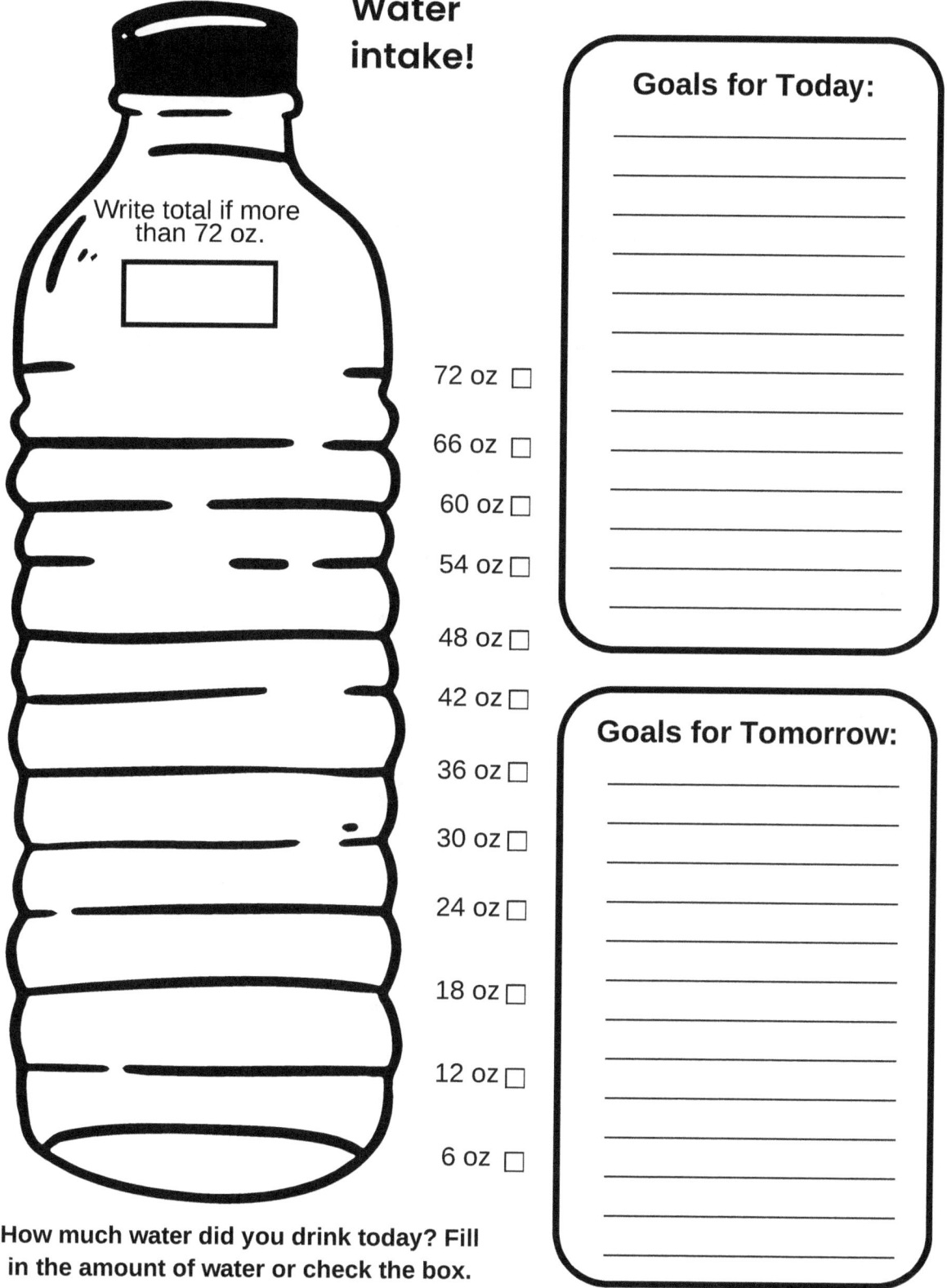

Date: _____

Nourish Log

__:__ am/pm _____   __:__ am/pm _____

__:__ am/pm _____   __:__ am/pm _____

__:__ am/pm _____   __:__ am/pm _____

__:__ am/pm _____   __:__ am/pm _____

__:__ am/pm _____   __:__ am/pm _____

__:__ am/pm _____   __:__ am/pm _____

__:__ am/pm _____   __:__ am/pm _____

__:__ am/pm _____   __:__ am/pm _____

Move Tracker

A.M.

	Exercise	Time	Exercise	Time
	Upper Body		Core	
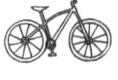	Lower Body		Stretching	
	Cardio		Other	

P.M.

	Exercise	Time	Exercise	Time
	Upper Body		Core	
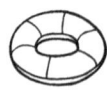	Lower Body		Stretching	
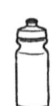	Cardio		Other	

©2024 Tyson Canty

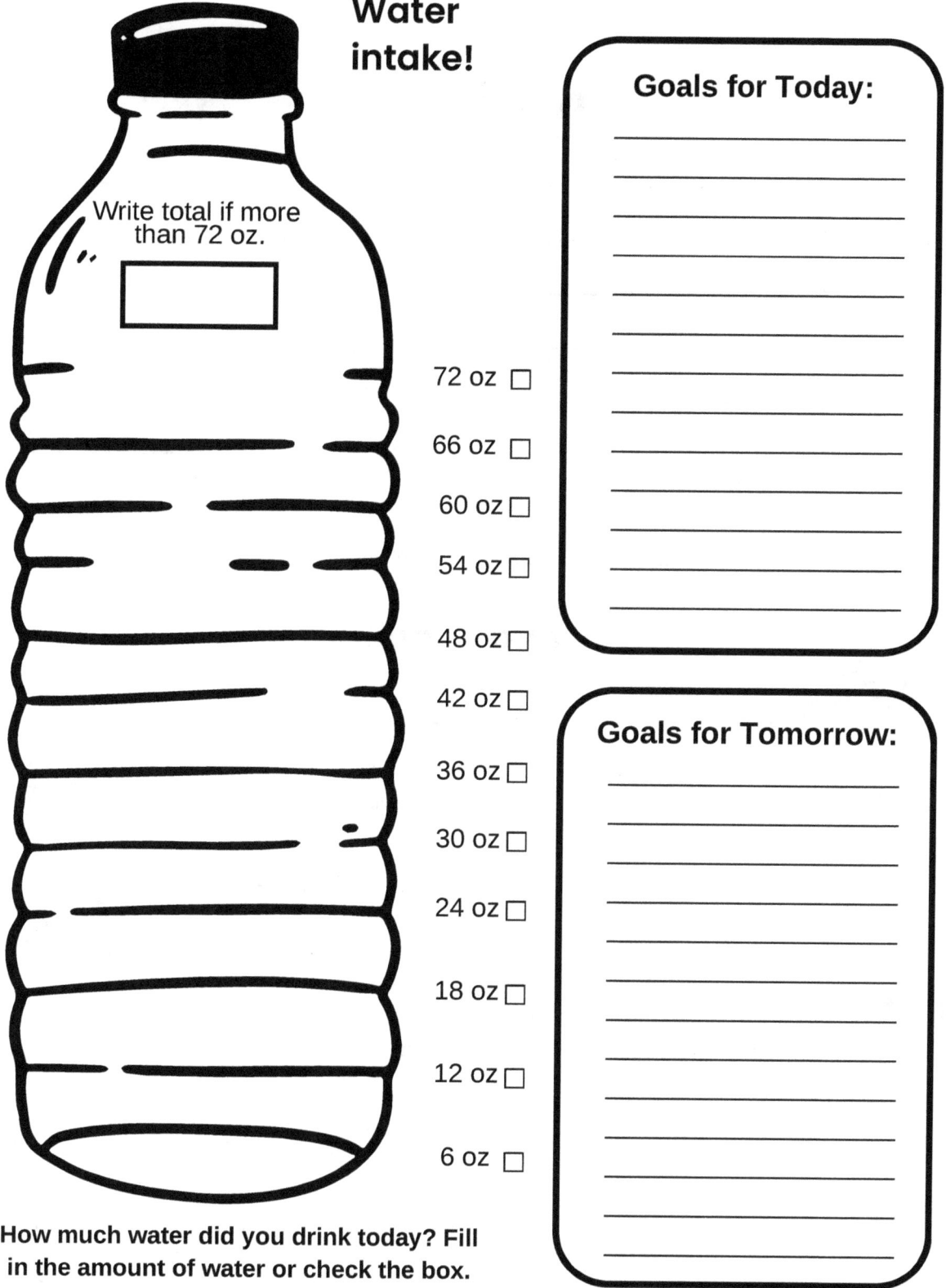

Date: _____

Nourish Log

__:__ am/pm _____   __:__ am/pm _____

__:__ am/pm _____   __:__ am/pm _____

__:__ am/pm _____   __:__ am/pm _____

__:__ am/pm _____   __:__ am/pm _____

__:__ am/pm _____   __:__ am/pm _____

__:__ am/pm _____   __:__ am/pm _____

__:__ am/pm _____   __:__ am/pm _____

__:__ am/pm _____   __:__ am/pm _____

Move Tracker

A.M.

Exercise	Time	Exercise	Time
Upper Body		Core	
Lower Body		Stretching	
Cardio		Other	

P.M.

Exercise	Time	Exercise	Time
Upper Body		Core	
Lower Body		Stretching	
Cardio		Other	

©2024 Tyson Canty

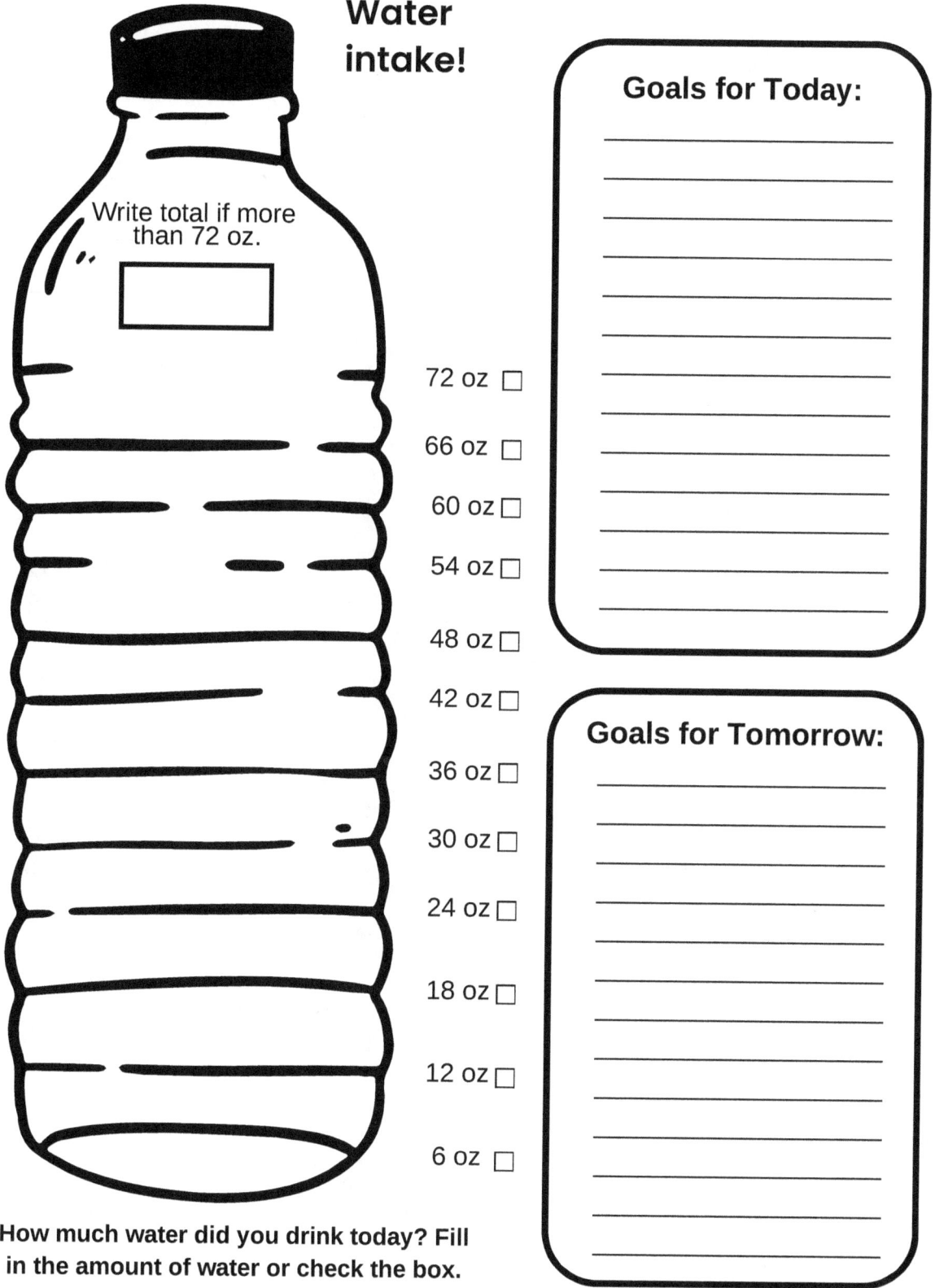

Date: _____

Nourish Log

__:__ am/pm _____ __:__ am/pm _____

__:__ am/pm _____ __:__ am/pm _____

__:__ am/pm _____ __:__ am/pm _____

__:__ am/pm _____ __:__ am/pm _____

__:__ am/pm _____ __:__ am/pm _____

__:__ am/pm _____ __:__ am/pm _____

__:__ am/pm _____ __:__ am/pm _____

__:__ am/pm _____ __:__ am/pm _____

Move Tracker

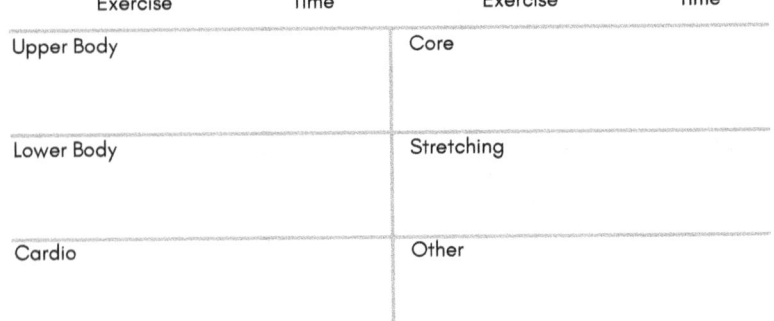

©2024 Tyson Canty

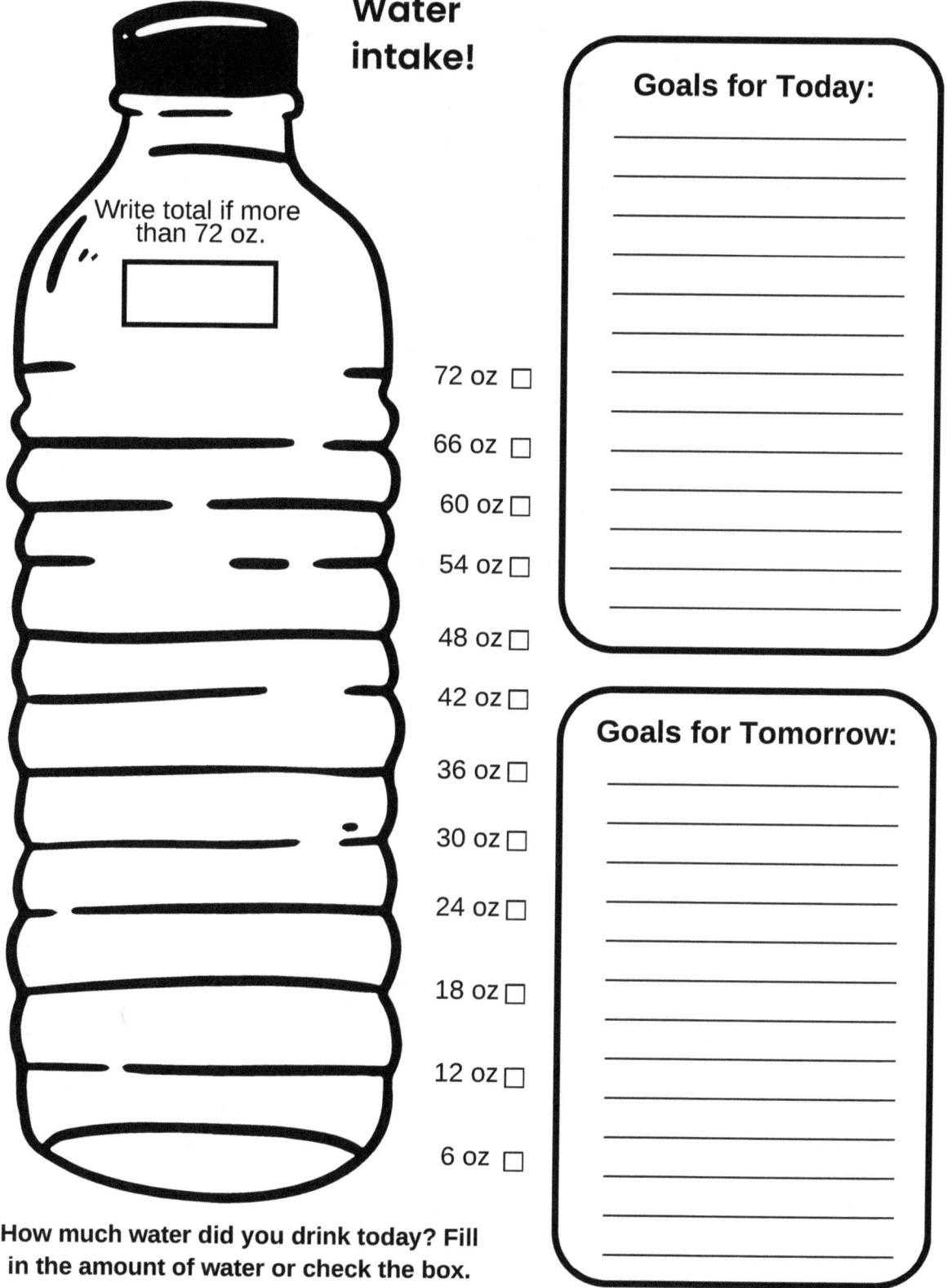

Date: _____

Nourish Log

__:__ am/pm _____   __:__ am/pm _____

__:__ am/pm _____   __:__ am/pm _____

__:__ am/pm _____   __:__ am/pm _____

__:__ am/pm _____   __:__ am/pm _____

__:__ am/pm _____   __:__ am/pm _____

__:__ am/pm _____   __:__ am/pm _____

__:__ am/pm _____   __:__ am/pm _____

__:__ am/pm _____   __:__ am/pm _____

Move Tracker

Exercise	Time	Exercise	Time
Upper Body		Core	
Lower Body		Stretching	
Cardio		Other	

Exercise	Time	Exercise	Time
Upper Body		Core	
Lower Body		Stretching	
Cardio		Other	

P.M. A.M.

©2024 Tyson Canty

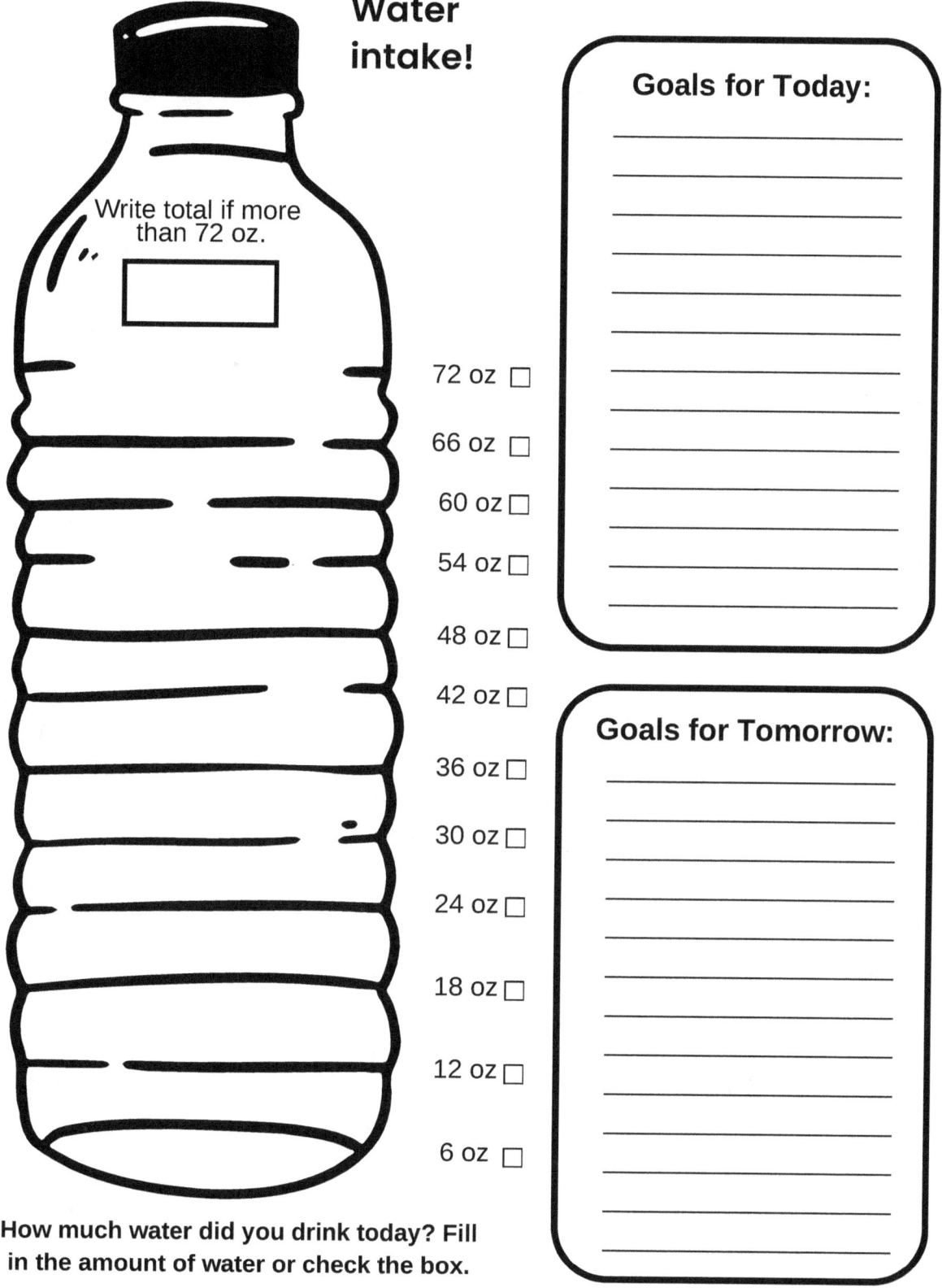

Date: _____

Nourish Log

__:__ am/pm _____ __:__ am/pm _____

__:__ am/pm _____ __:__ am/pm _____

__:__ am/pm _____ __:__ am/pm _____

__:__ am/pm _____ __:__ am/pm _____

__:__ am/pm _____ __:__ am/pm _____

__:__ am/pm _____ __:__ am/pm _____

__:__ am/pm _____ __:__ am/pm _____

__:__ am/pm _____ __:__ am/pm _____

Move Tracker

A.M.

Exercise	Time	Exercise	Time
Upper Body		Core	
Lower Body		Stretching	
Cardio		Other	

P.M.

Exercise	Time	Exercise	Time
Upper Body		Core	
Lower Body		Stretching	
Cardio		Other	

©2024 Tyson Canty

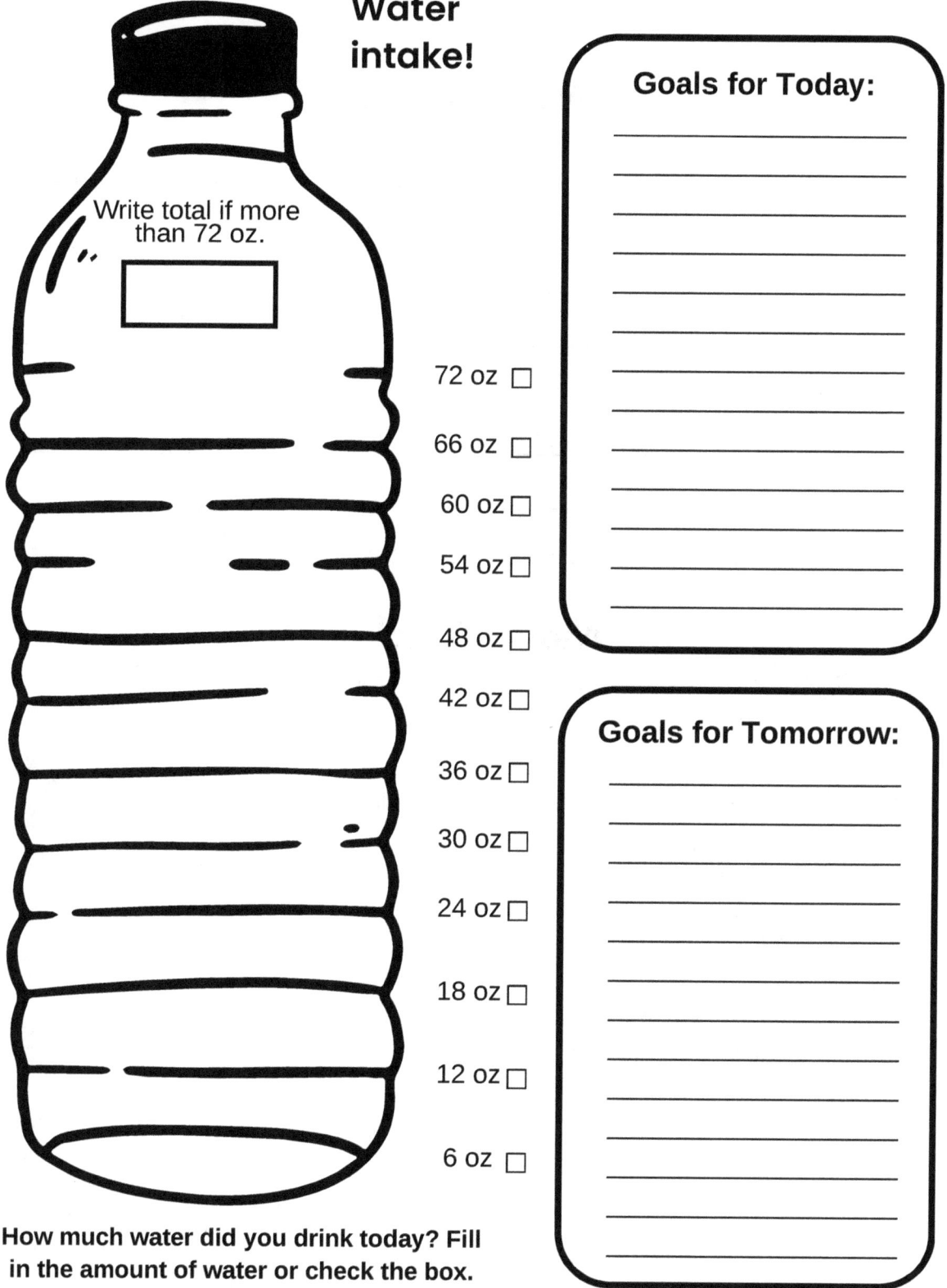

Date: _____

Nourish Log

__:__ am/pm _____ __:__ am/pm _____

__:__ am/pm _____ __:__ am/pm _____

__:__ am/pm _____ __:__ am/pm _____

__:__ am/pm _____ __:__ am/pm _____

__:__ am/pm _____ __:__ am/pm _____

__:__ am/pm _____ __:__ am/pm _____

__:__ am/pm _____ __:__ am/pm _____

__:__ am/pm _____ __:__ am/pm _____

Move Tracker

A.M.

Exercise	Time	Exercise	Time
Upper Body		Core	
Lower Body		Stretching	
Cardio		Other	

P.M.

Exercise	Time	Exercise	Time
Upper Body		Core	
Lower Body		Stretching	
Cardio		Other	

©2024 Tyson Canty

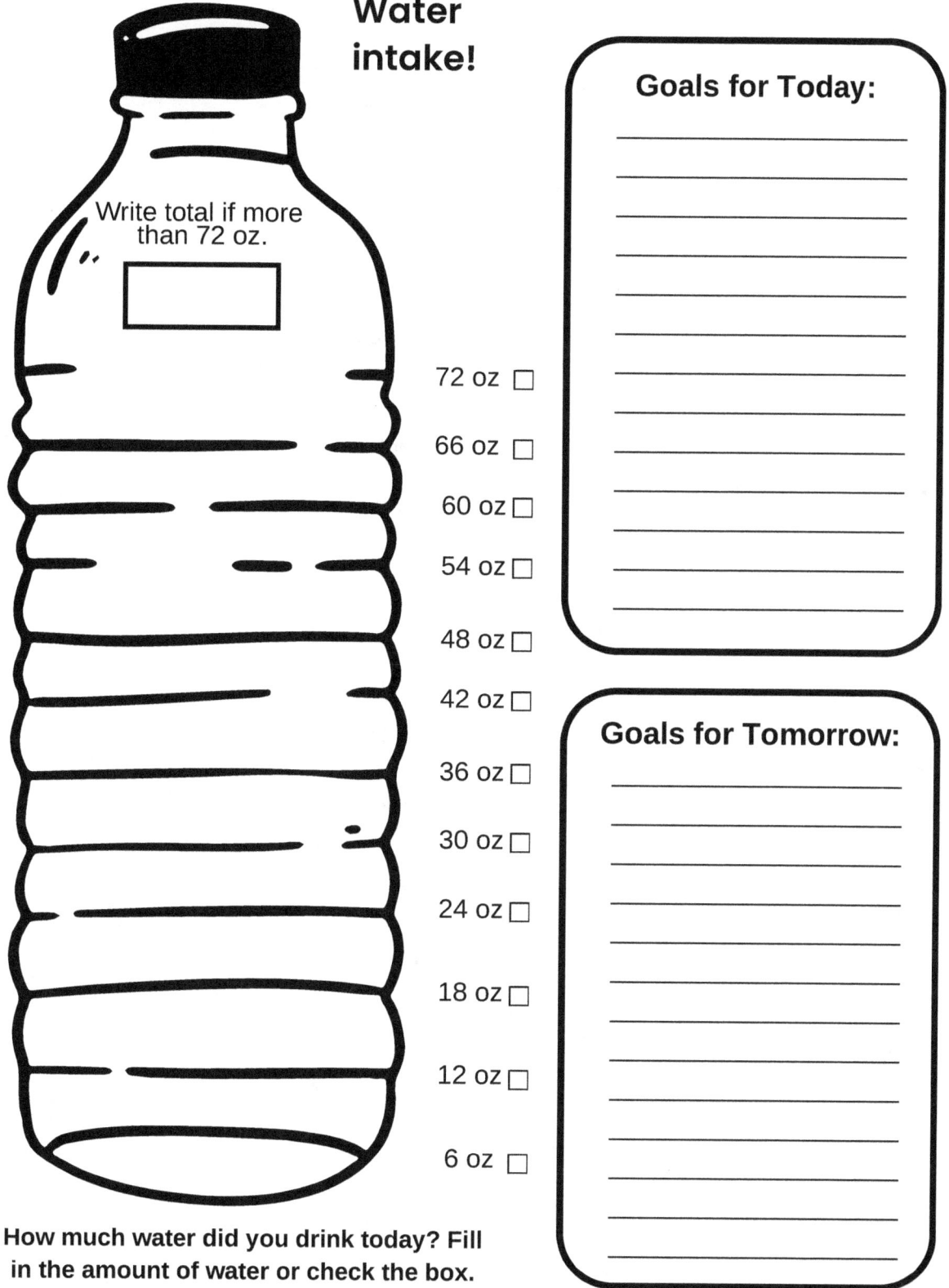

Date: _____

Nourish Log

__:__ am/pm _____ __:__ am/pm _____

__:__ am/pm _____ __:__ am/pm _____

__:__ am/pm _____ __:__ am/pm _____

__:__ am/pm _____ __:__ am/pm _____

__:__ am/pm _____ __:__ am/pm _____

__:__ am/pm _____ __:__ am/pm _____

__:__ am/pm _____ __:__ am/pm _____

__:__ am/pm _____ __:__ am/pm _____

Move Tracker

Exercise	Time	Exercise	Time
Upper Body		Core	
Lower Body		Stretching	
Cardio		Other	

Exercise	Time	Exercise	Time
Upper Body		Core	
Lower Body		Stretching	
Cardio		Other	

P.M. A.M.

©2024 Tyson Canty

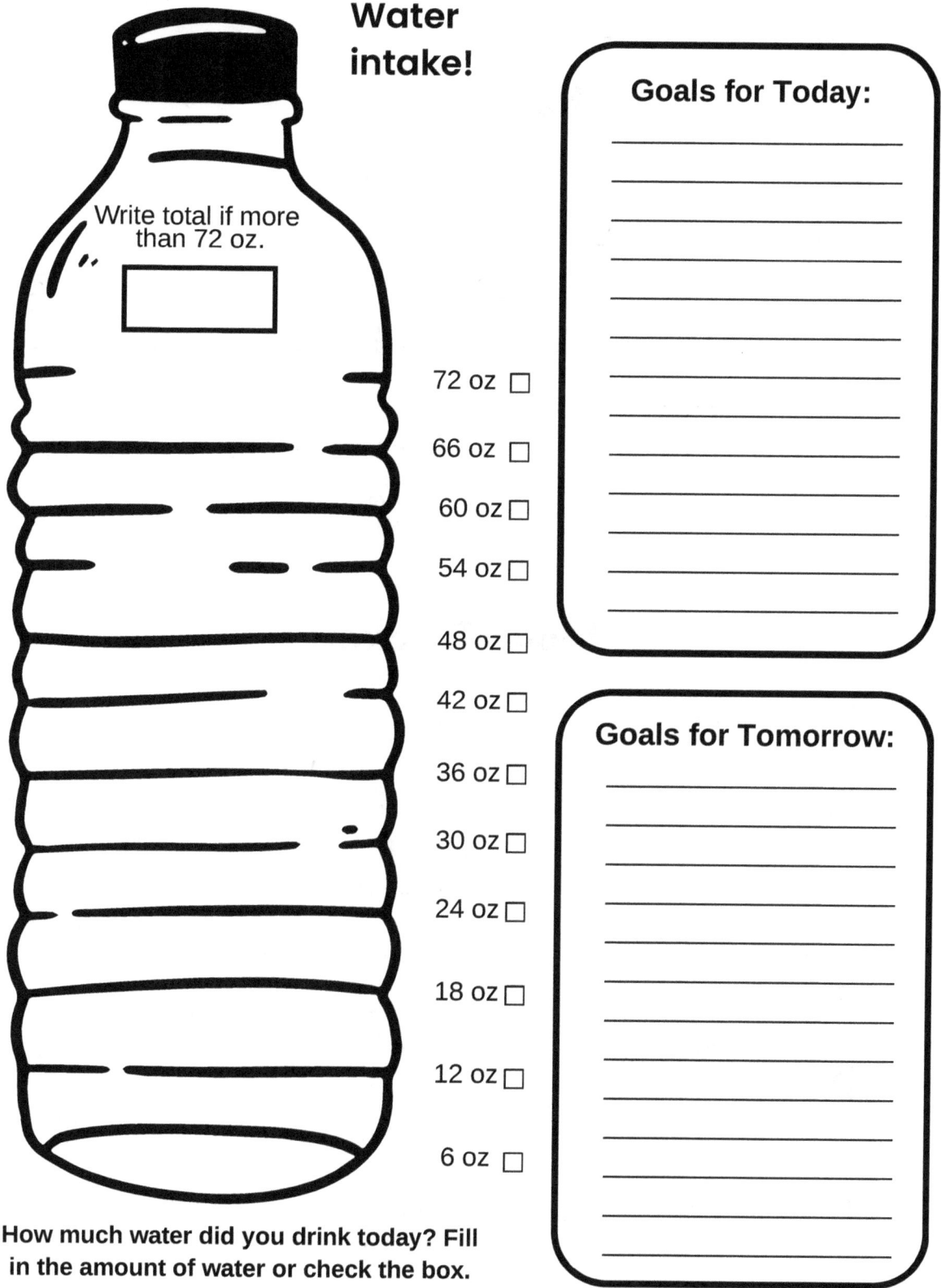

Date: _____

Nourish Log

__:__ am/pm _____   __:__ am/pm _____
__:__ am/pm _____   __:__ am/pm _____
__:__ am/pm _____   __:__ am/pm _____
__:__ am/pm _____   __:__ am/pm _____
__:__ am/pm _____   __:__ am/pm _____
__:__ am/pm _____   __:__ am/pm _____
__:__ am/pm _____   __:__ am/pm _____
__:__ am/pm _____   __:__ am/pm _____

Move Tracker

Exercise	Time	Exercise	Time
Upper Body		Core	
Lower Body		Stretching	
Cardio		Other	

Exercise	Time	Exercise	Time
Upper Body		Core	
Lower Body		Stretching	
Cardio		Other	

P.M. A.M.

©2024 Tyson Canty

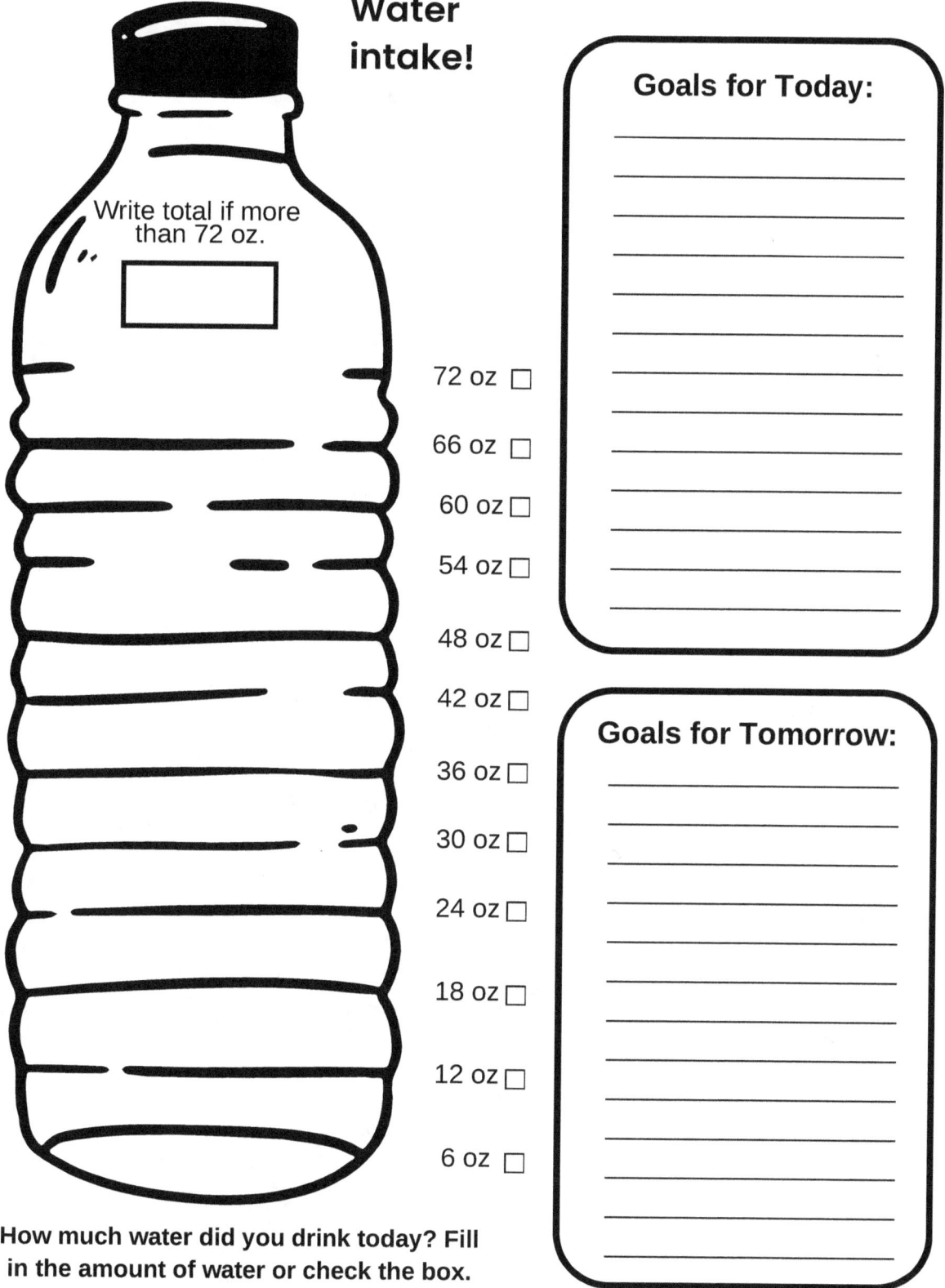

Date: _____

Nourish Log

__:__ am/pm _____ __:__ am/pm _____

__:__ am/pm _____ __:__ am/pm _____

__:__ am/pm _____ __:__ am/pm _____

__:__ am/pm _____ __:__ am/pm _____

__:__ am/pm _____ __:__ am/pm _____

__:__ am/pm _____ __:__ am/pm _____

__:__ am/pm _____ __:__ am/pm _____

__:__ am/pm _____ __:__ am/pm _____

Move Tracker

Exercise	Time	Exercise	Time
Upper Body		Core	
Lower Body		Stretching	
Cardio		Other	

Exercise	Time	Exercise	Time
Upper Body		Core	
Lower Body		Stretching	
Cardio		Other	

P.M. A.M.

©2024 Tyson Canty

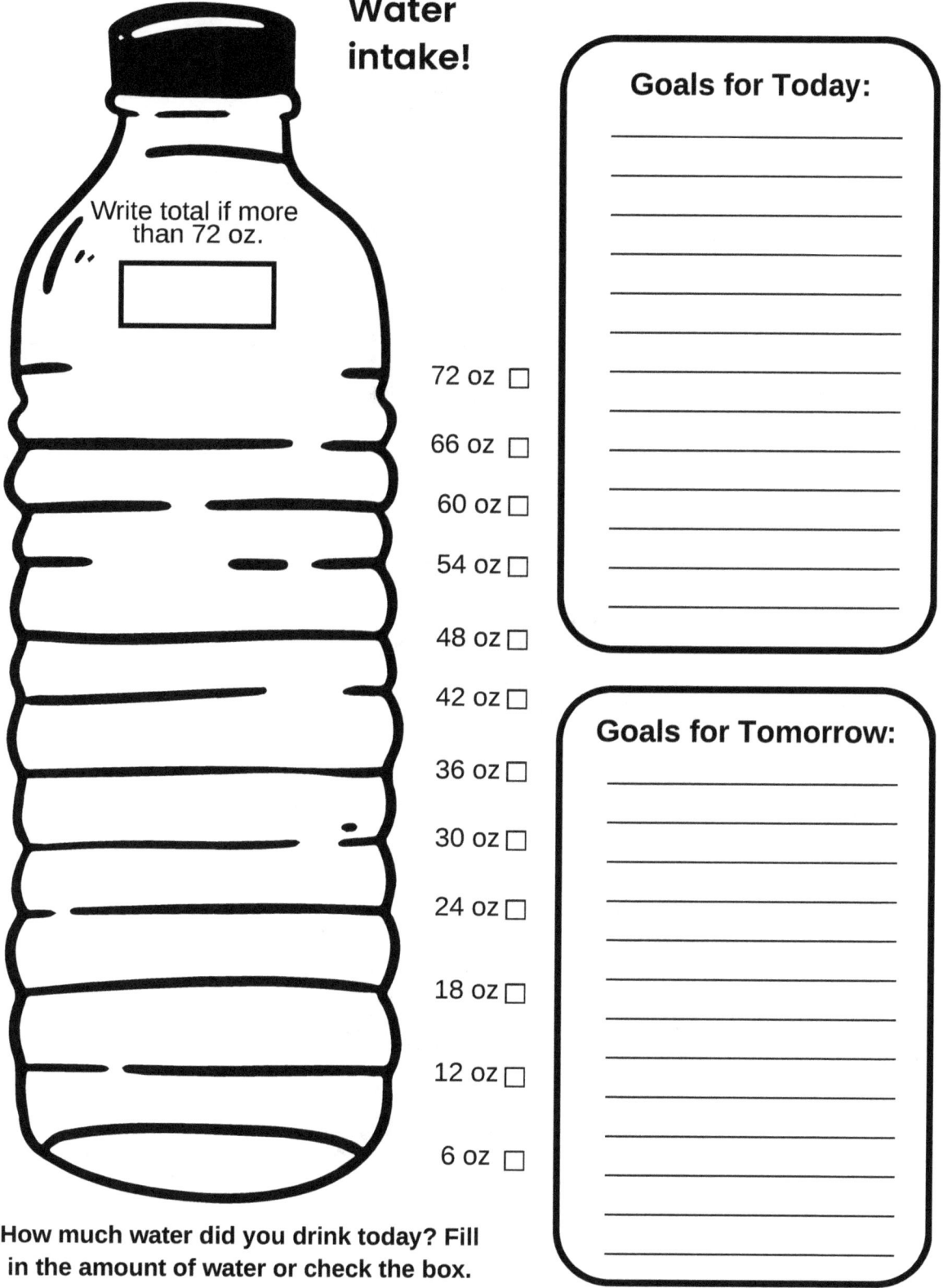

Date: _____

Nourish Log

__:__ am/pm _____   __:__ am/pm _____

__:__ am/pm _____   __:__ am/pm _____

__:__ am/pm _____   __:__ am/pm _____

__:__ am/pm _____   __:__ am/pm _____

__:__ am/pm _____   __:__ am/pm _____

__:__ am/pm _____   __:__ am/pm _____

__:__ am/pm _____   __:__ am/pm _____

__:__ am/pm _____   __:__ am/pm _____

Move Tracker

	Exercise	Time	Exercise	Time
	Upper Body		Core	
	Lower Body		Stretching	
	Cardio		Other	

	Exercise	Time	Exercise	Time
	Upper Body		Core	
	Lower Body		Stretching	
	Cardio		Other	

P.M. A.M.

©2024 Tyson Canty

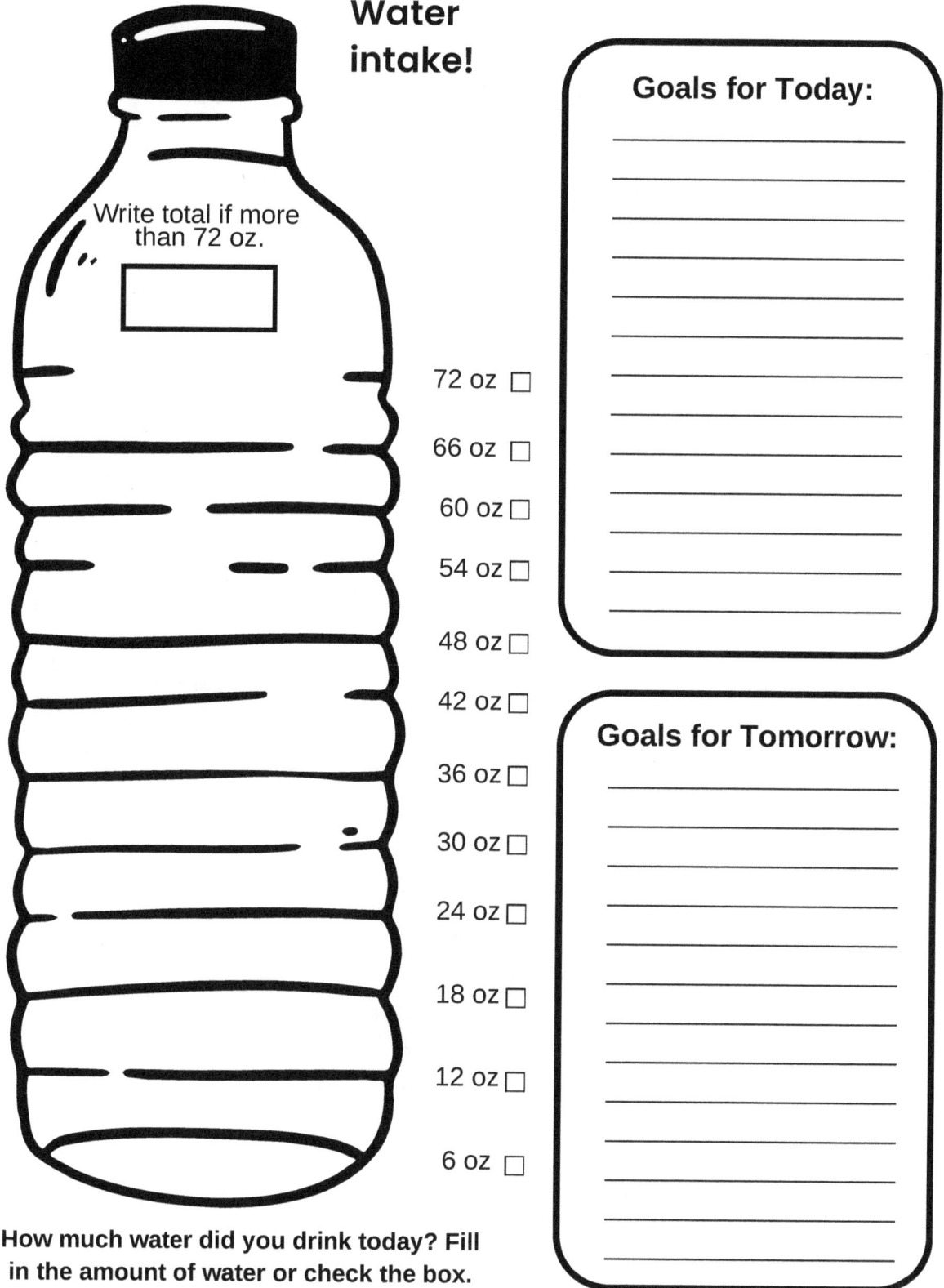

Date: _____

Nourish Log

__:__ am/pm _____ __:__ am/pm _____

__:__ am/pm _____ __:__ am/pm _____

__:__ am/pm _____ __:__ am/pm _____

__:__ am/pm _____ __:__ am/pm _____

__:__ am/pm _____ __:__ am/pm _____

__:__ am/pm _____ __:__ am/pm _____

__:__ am/pm _____ __:__ am/pm _____

__:__ am/pm _____ __:__ am/pm _____

Move Tracker

A.M.

Exercise	Time	Exercise	Time
Upper Body		Core	
Lower Body		Stretching	
Cardio		Other	

P.M.

Exercise	Time	Exercise	Time
Upper Body		Core	
Lower Body		Stretching	
Cardio		Other	

©2024 Tyson Canty

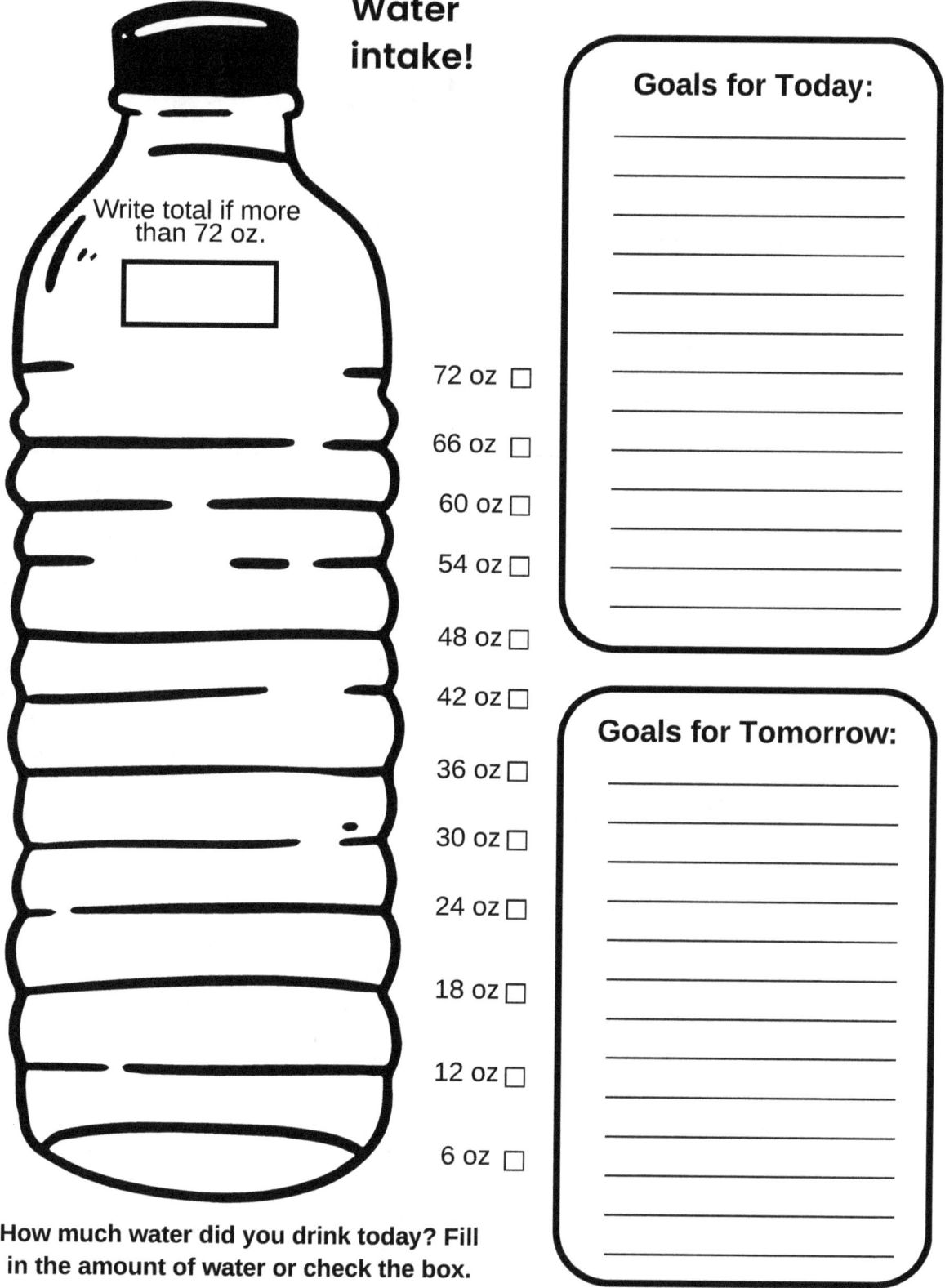

Date: _____

Nourish Log

__:__ am/pm _____ __:__ am/pm _____

__:__ am/pm _____ __:__ am/pm _____

__:__ am/pm _____ __:__ am/pm _____

__:__ am/pm _____ __:__ am/pm _____

__:__ am/pm _____ __:__ am/pm _____

__:__ am/pm _____ __:__ am/pm _____

__:__ am/pm _____ __:__ am/pm _____

__:__ am/pm _____ __:__ am/pm _____

Move Tracker

A.M.

Exercise	Time	Exercise	Time
Upper Body		Core	
Lower Body		Stretching	
Cardio		Other	

P.M.

Exercise	Time	Exercise	Time
Upper Body		Core	
Lower Body		Stretching	
Cardio		Other	

©2024 Tyson Canty

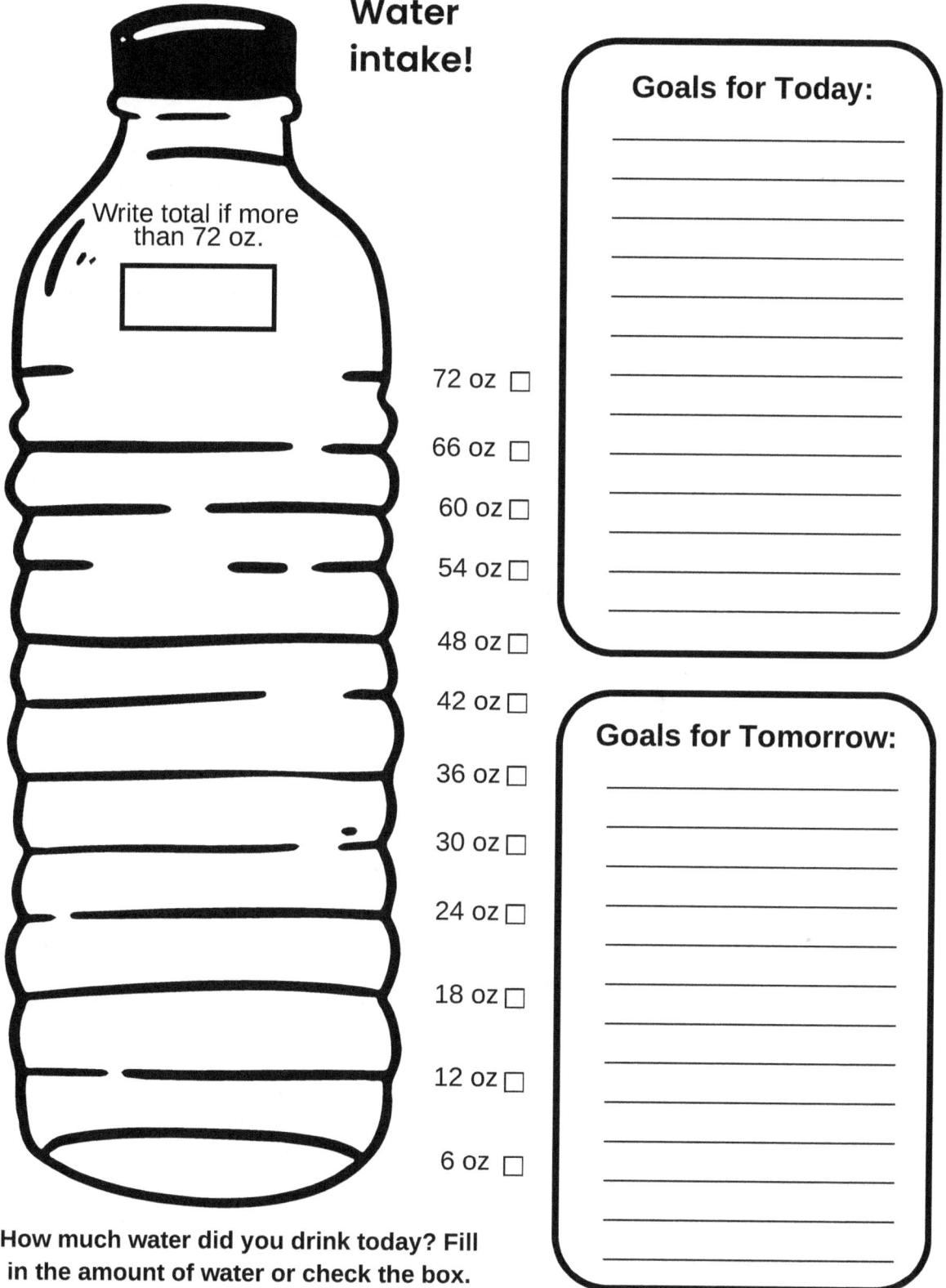

Date: _____

Nourish Log

__:__ am/pm _____   __:__ am/pm _____

__:__ am/pm _____   __:__ am/pm _____

__:__ am/pm _____   __:__ am/pm _____

__:__ am/pm _____   __:__ am/pm _____

__:__ am/pm _____   __:__ am/pm _____

__:__ am/pm _____   __:__ am/pm _____

__:__ am/pm _____   __:__ am/pm _____

__:__ am/pm _____   __:__ am/pm _____

Move Tracker

A.M.

Exercise	Time	Exercise	Time
Upper Body		Core	
Lower Body		Stretching	
Cardio		Other	

P.M.

Exercise	Time	Exercise	Time
Upper Body		Core	
Lower Body		Stretching	
Cardio		Other	

©2024 Tyson Canty

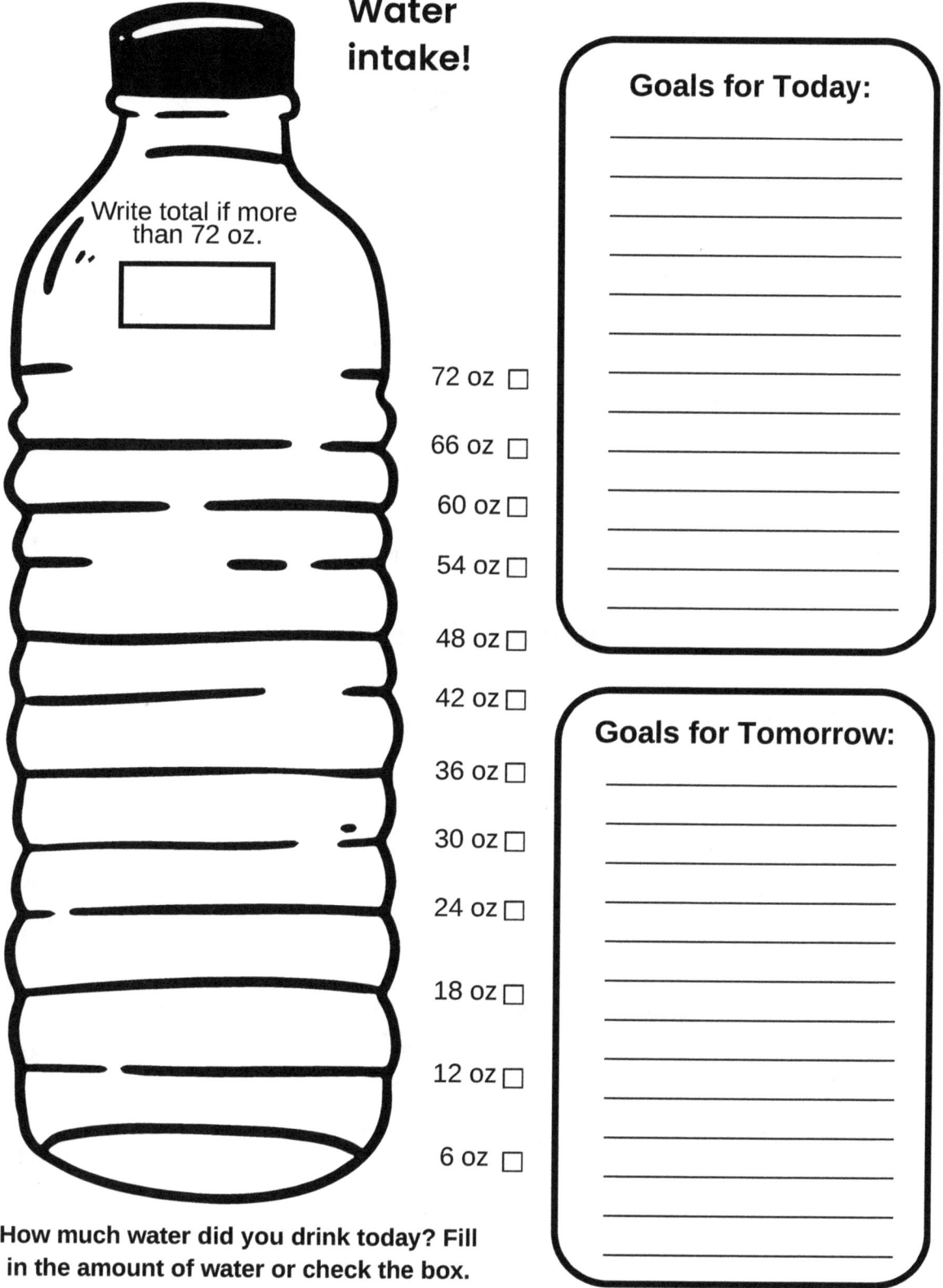

Date: _____

Nourish Log

__:__ am/pm _____   __:__ am/pm _____

__:__ am/pm _____   __:__ am/pm _____

__:__ am/pm _____   __:__ am/pm _____

__:__ am/pm _____   __:__ am/pm _____

__:__ am/pm _____   __:__ am/pm _____

__:__ am/pm _____   __:__ am/pm _____

__:__ am/pm _____   __:__ am/pm _____

__:__ am/pm _____   __:__ am/pm _____

Move Tracker

A.M.

Exercise	Time	Exercise	Time
Upper Body		Core	
Lower Body		Stretching	
Cardio		Other	

P.M.

Exercise	Time	Exercise	Time
Upper Body		Core	
Lower Body		Stretching	
Cardio		Other	

©2024 Tyson Canty

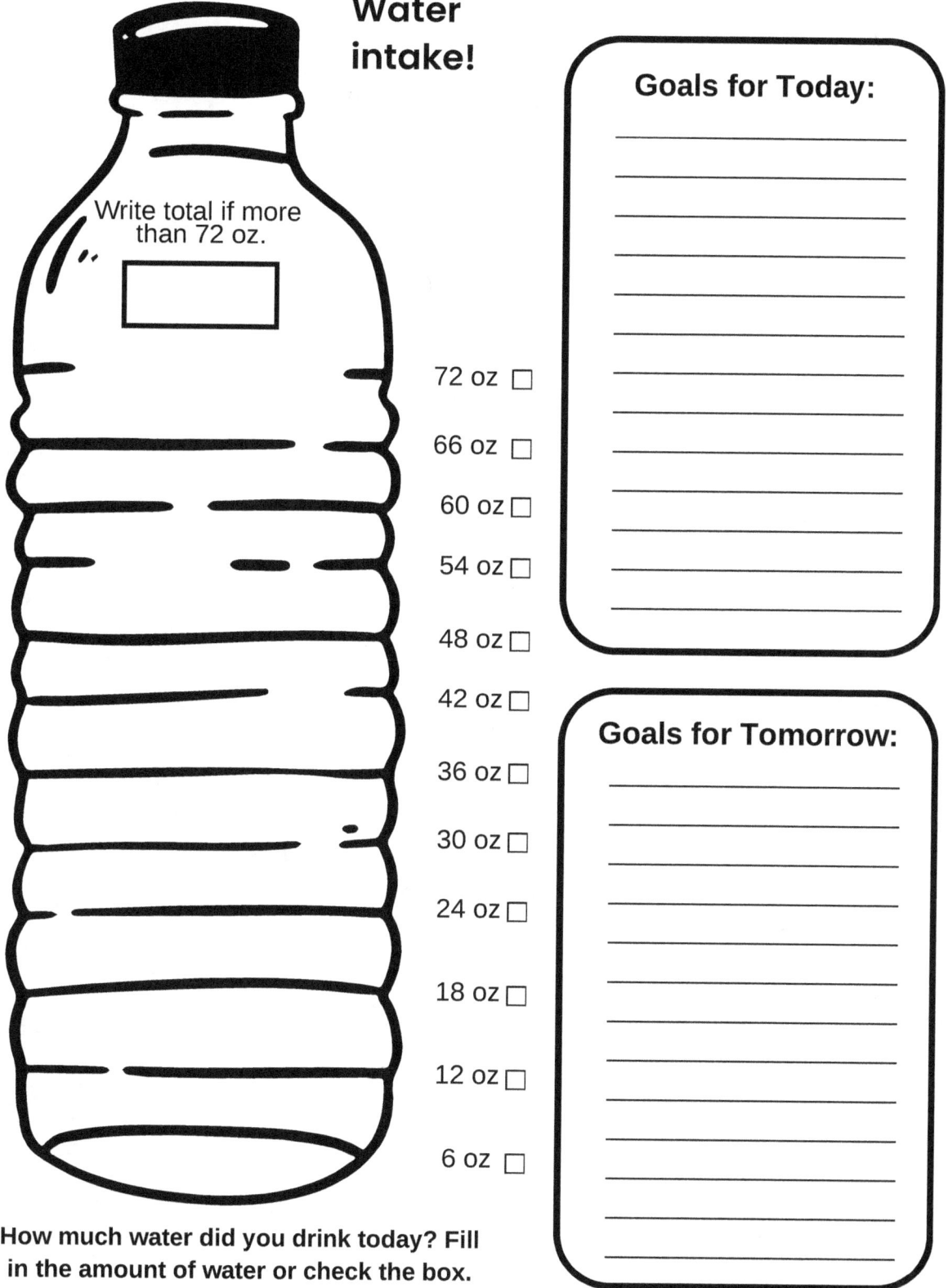

Date: _____

Nourish Log

__:__ am/pm _____   __:__ am/pm _____

__:__ am/pm _____   __:__ am/pm _____

__:__ am/pm _____   __:__ am/pm _____

__:__ am/pm _____   __:__ am/pm _____

__:__ am/pm _____   __:__ am/pm _____

__:__ am/pm _____   __:__ am/pm _____

__:__ am/pm _____   __:__ am/pm _____

__:__ am/pm _____   __:__ am/pm _____

Move Tracker

Exercise	Time	Exercise	Time
Upper Body		Core	
Lower Body		Stretching	
Cardio		Other	

Exercise	Time	Exercise	Time
Upper Body		Core	
Lower Body		Stretching	
Cardio		Other	

P.M. A.M.

©2024 Tyson Canty

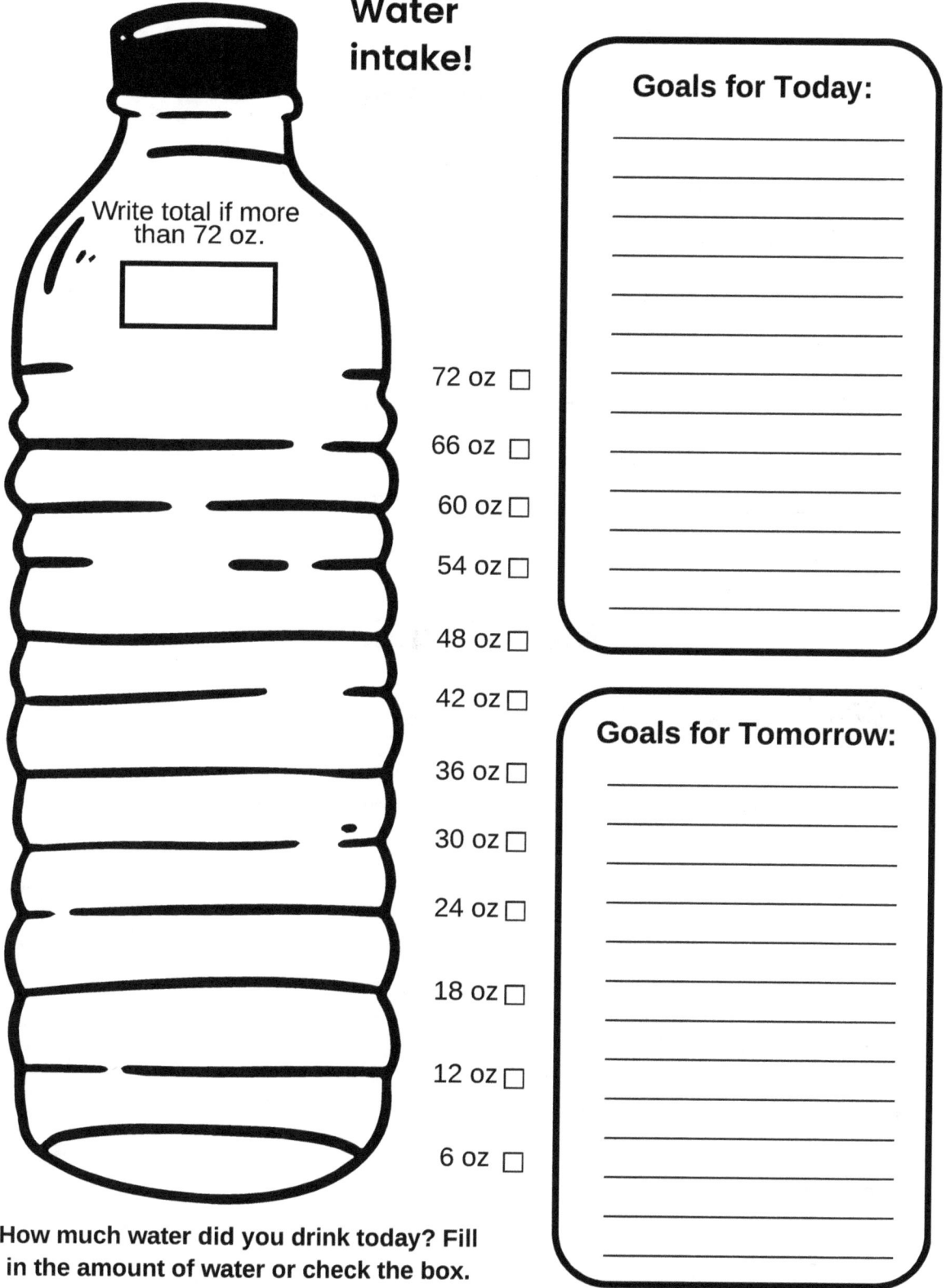

Date: _____

Nourish Log

__:__ am/pm _____ __:__ am/pm _____

__:__ am/pm _____ __:__ am/pm _____

__:__ am/pm _____ __:__ am/pm _____

__:__ am/pm _____ __:__ am/pm _____

__:__ am/pm _____ __:__ am/pm _____

__:__ am/pm _____ __:__ am/pm _____

__:__ am/pm _____ __:__ am/pm _____

__:__ am/pm _____ __:__ am/pm _____

Move Tracker

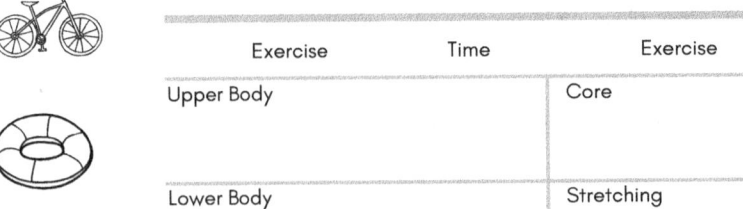

Exercise	Time	Exercise	Time
Upper Body		Core	
Lower Body		Stretching	
Cardio		Other	

Exercise	Time	Exercise	Time
Upper Body		Core	
Lower Body		Stretching	
Cardio		Other	

P.M. A.M.

©2024 Tyson Canty

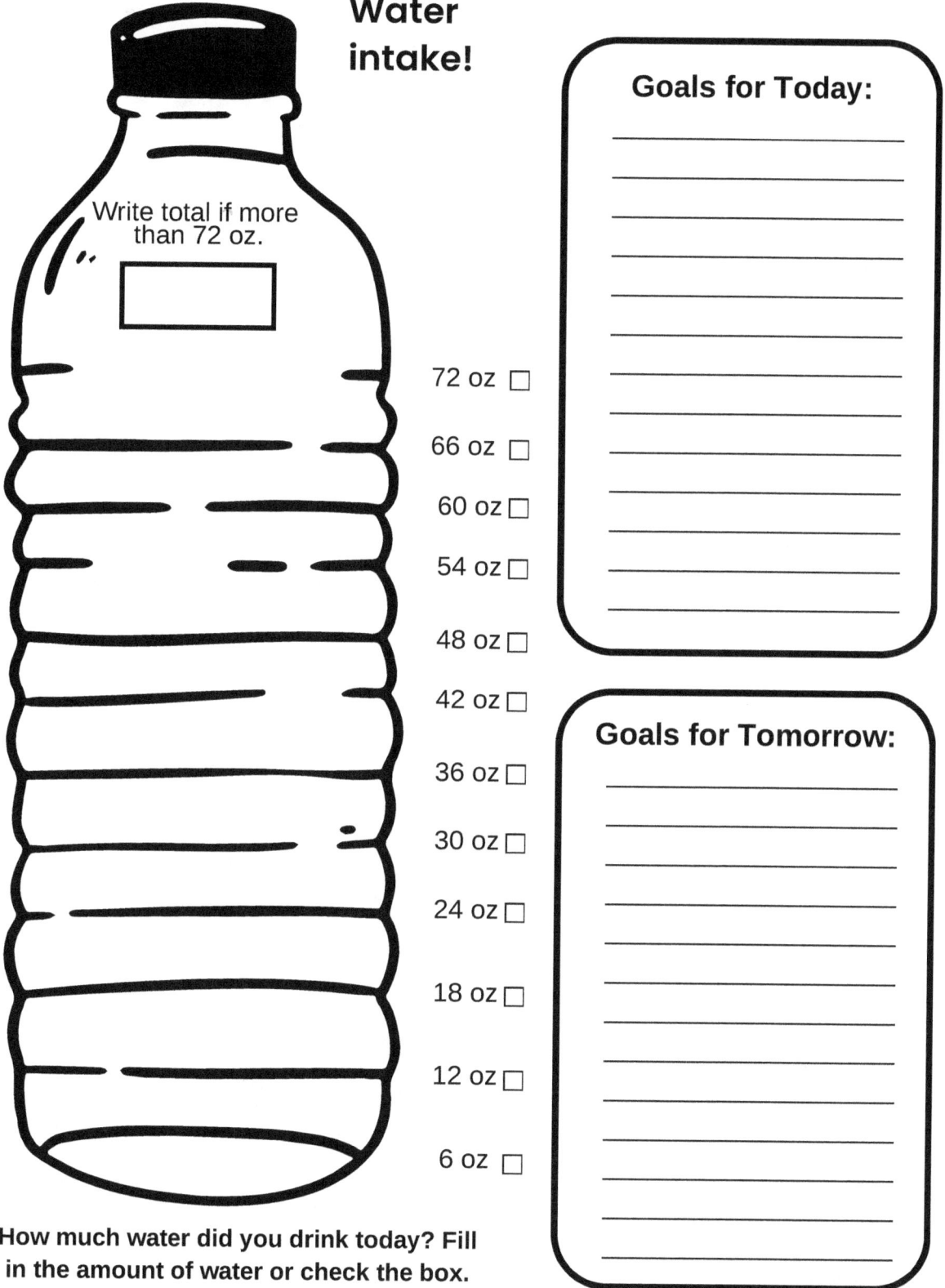

www.ingramcontent.com/pod-product-compliance
Lightning Source LLC
Chambersburg PA
CBHW080521030426
42337CB00023B/4590